哈佛醫師的

常備抗癌湯

每天2碗蔬菜湯，啟動身體自癒力，
連癌細胞都消失了！

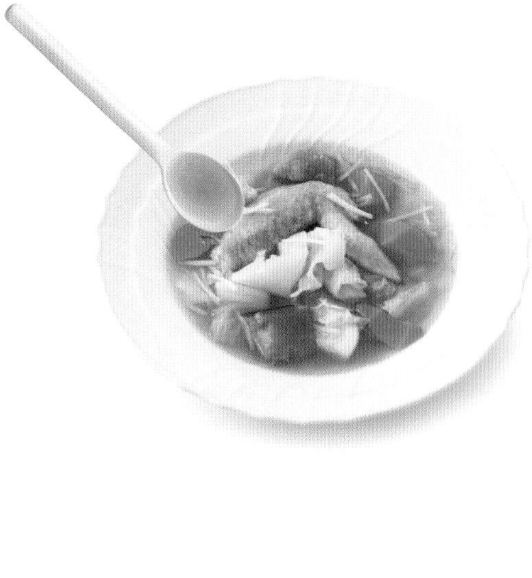

高橋弘——著　**游韻馨**——譯

ハーバード大学式 免疫力アップ! いのちの野菜スープ

作者序

抗癌、提升免疫力，從每天喝「蔬菜湯」開始

我們的身體是由攝取的食物營養素所構成，多吃對身體有益的食物，身體就會越健康；吃多了對身體有害的食物就會生病，這是理所當然的道理。

不過，即使吃下對身體有害的食物，人體天生就有防禦機制，可以避免生病，或生病後也能很快痊癒。此機制之一就是「免疫」系統。

負責免疫功能的免疫細胞十分強大，當它發揮實力，就連「癌症」也能被消滅。遺憾的是，許多現代人的身體「環境」失調，不是免疫細胞功能不彰，就是無法充分發揮作用。

有鑑於此，為了維持健康狀態，我們一定要調整免疫細胞，想辦法幫助免疫系統發揮功

能。最好的方法是我長年研究的主題，亦即攝取機能性成分「植物化學成分」（簡稱：植化素，一種存在於植物內的天然化學成分，β- 胡蘿蔔素就是一個很好的例子）。

經科學實證，植化素是有益健康的營養素，而本書將介紹使用富含植化素的蔬菜所做的「常備抗癌蔬菜湯」。讓所有人都能隨時隨地，輕鬆享用美味實惠的蔬菜湯，其最大特色就是可以充分攝取全世界注目的機能性成分「植化素」。

此外，本書也將詳細解說免疫功能，介紹增強免疫力的方法及獨創的「提高免疫力伸展操」，全方位支援你的免疫力。

目次

哈佛醫師的常備抗癌湯

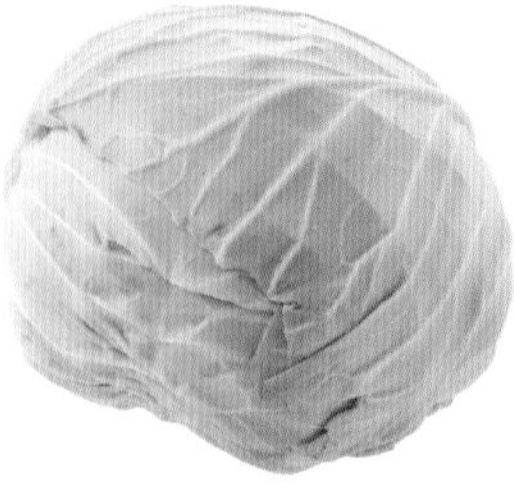

第3章 強化免疫力，身體再也不生病！

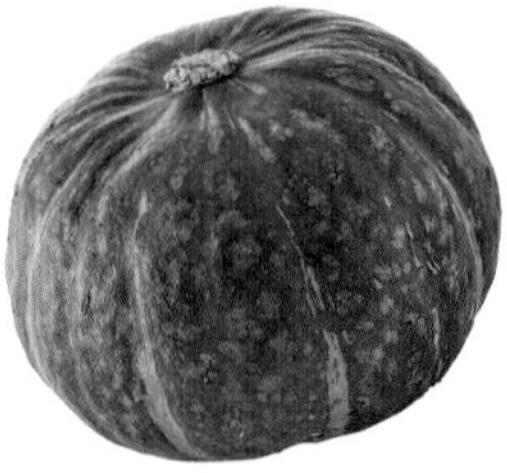

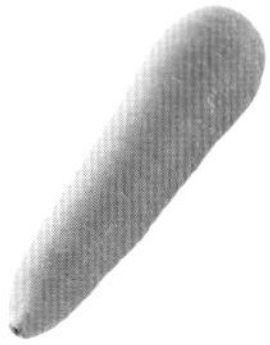

第4章 做「伸展操」也能提高免疫力，動作簡單、效果好！

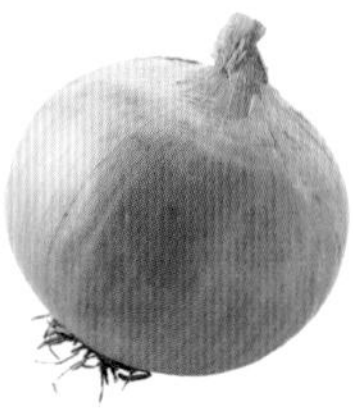

第1章

活用常備食材，煮出最抗癌的蔬菜湯

基本上，將四種蔬菜
放入鍋中煮熟即可，
一起來品嘗美味的
「常備抗癌蔬菜湯」吧！

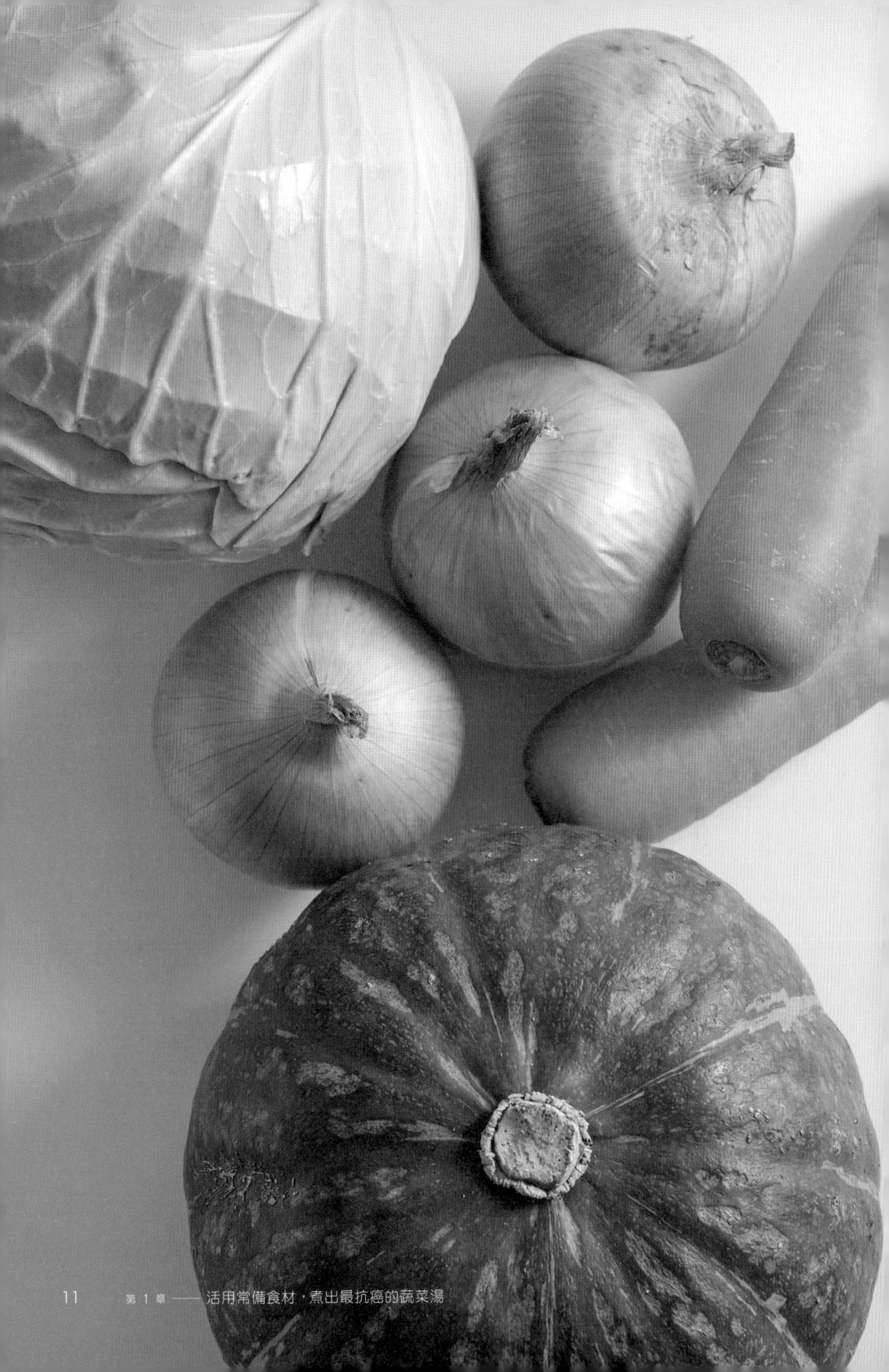

四種食材，煮出最抗病的蔬菜湯

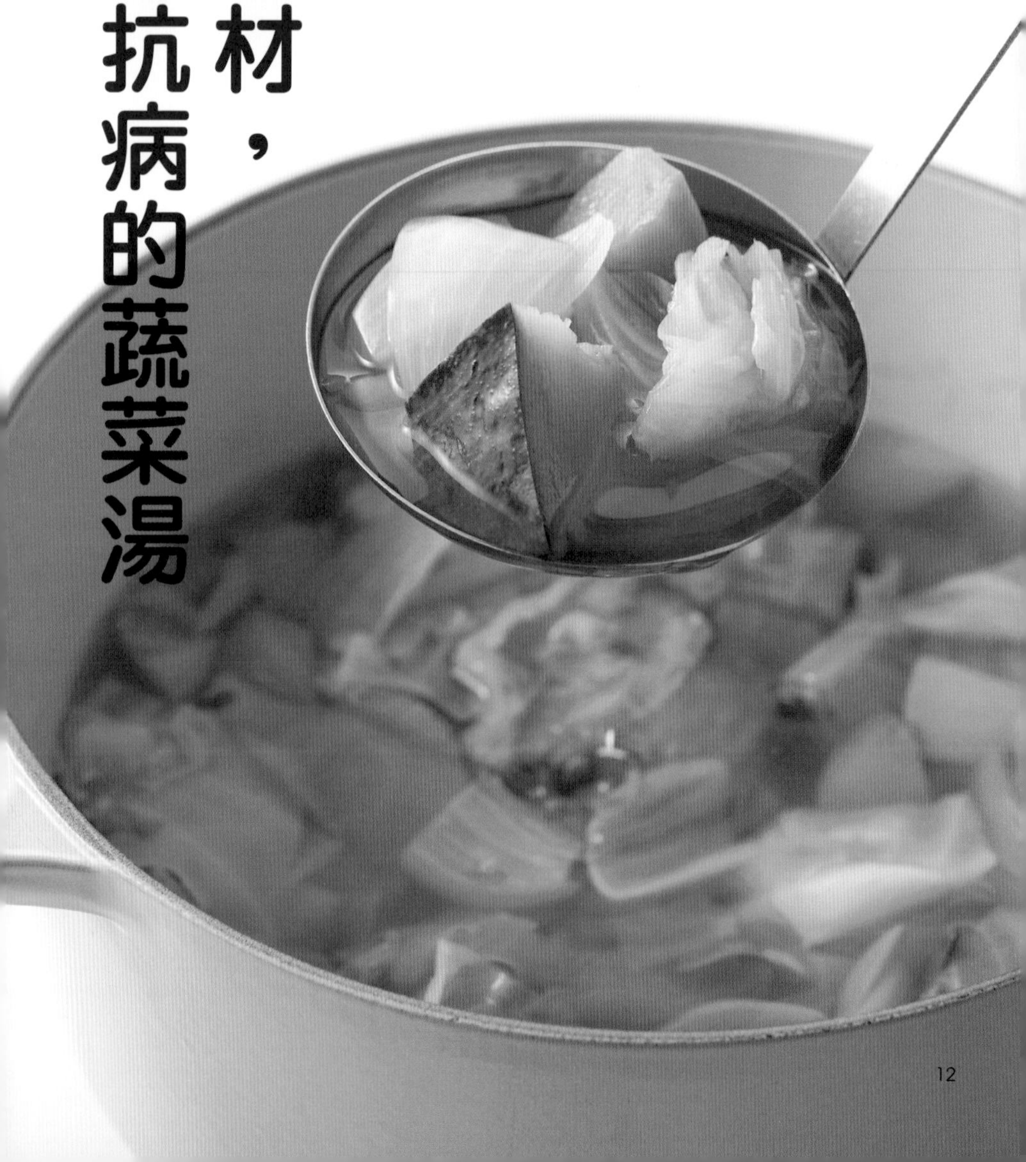

植物化學成分（編按：又名植化素，由於台灣多以此稱呼，故本書統一使用植化素）的種類繁多，這是一種植物為了保護自己，而製造出的天然機能性成分，也是「常備抗癌蔬菜湯」富含的營養素。機能性成分可補強三大營養素、五大營養素等傳統營養素中沒有的健康功效。

植化素雖是極為重要的健康成分，卻只存在於一般常見的植物裡。尤其是我們每天吃的蔬菜與水果，植化素的含量相當高。

「常備抗癌蔬菜湯」是由「高麗菜」、「胡蘿蔔」、「洋蔥」、「南瓜」等四種蔬菜烹煮而成。

這四種基本蔬菜皆含有可提升免疫力的植化素，具有強化黏膜的免疫屏障功能，可預防感冒，並活化可攻擊癌細胞的ＮＫ細胞（自然殺手細胞）、Ｔ細胞與巨噬細胞，抑制發炎與過敏等各種功效。不僅如此，這些蔬菜價格實惠，屬於一整年都能容易購買的食材，讓所有人都能因此輕鬆獲得健康。

高麗菜

異硫氰酸酯（苄基異硫氰酸酯、苯乙基異硫氰酸酯）是生吃高麗菜時能感受到的辣味來源，可活化肝臟的解毒酵素，去除致癌物質的毒性。

此外，異硫氰酸酯也能誘導大腸癌或前列腺癌細胞自然死亡（細胞凋亡），抑制癌症發生與癌細胞增殖。

不僅如此，異硫氰酸酯還可抑制血小板作用，預防血栓，具有淨化血液的功效，有助於預防心肌梗塞和腦梗塞。

高麗菜富含植物纖維，有助於調整腸內細菌，提升免疫力；維他命C可幫助產生干擾素，強化免疫力。

高麗菜內含的植化素

苄基異硫氰酸酯
【含硫化合物】

苯乙基異硫氰酸酯
【含硫化合物】

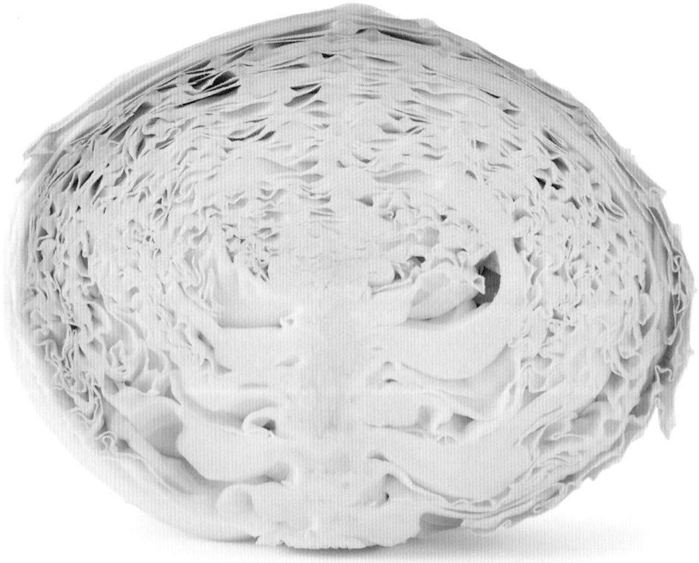

去除致癌物質的毒性，幫助淨化血液，有效預防心肌梗塞和腦梗塞！

胡蘿蔔

胡蘿蔔內含的植化素

α-胡蘿蔔素【類胡蘿蔔素】
β-胡蘿蔔素【類胡蘿蔔素】

胡蘿蔔的橘色是β-胡蘿蔔素的顏色，胡蘿蔔素（carotene）的語源是胡蘿蔔的英文名「carrot」。

胡蘿蔔富含α-胡蘿蔔素與β-胡蘿蔔素，這兩種都是具有超強抗氧化力的植化素，可發揮相乘效果，去除劇毒活性氧「羥基自由基」，同時具有防癌功效。

此外，α-胡蘿蔔素與β-胡蘿蔔素必要時可在體內轉換成維他命A，強化皮膚與黏膜的免疫屏障力，形成防護作用。

不僅如此，β-胡蘿蔔素可活化NK細胞、T細胞與巨噬細胞，提升免疫力。煮湯時請帶皮一起煮，可充分攝取完整營養。

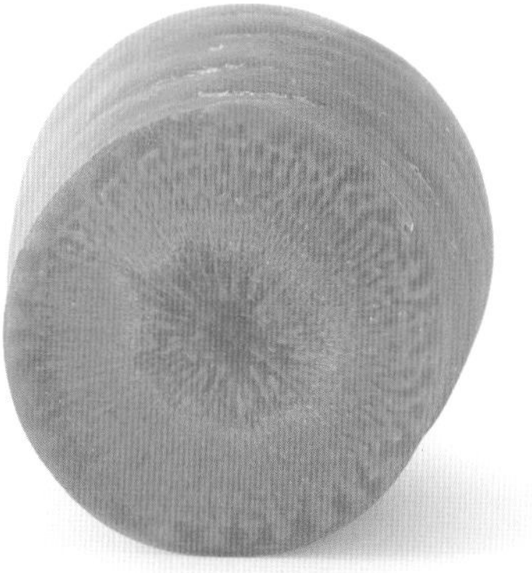

α-胡蘿蔔素與β-胡蘿蔔素，皆具有超強抗氧化作用，可預防癌症、活化免疫細胞。

洋蔥

洋蔥內含的植化素

槲皮素
【多酚】

異蒜氨酸
【含硫化合物】

洋蔥含有兩種植化素，分別是屬於含硫化合物的異蒜氨酸及槲皮素（多酚的一種）。

洋蔥炒過後會變甜，那是因為異蒜氨酸加熱後辣味會消失，使甜味變得明顯。

異蒜氨酸具有高度抗氧化作用，可消除活性氧。

此外，槲皮素是存在於洋蔥果實與褐皮的色素成分，除了具有超強抗氧化作用之外，還能淨化血液，抑制癌細胞增殖，誘導癌細胞自然死亡（細胞凋亡），減緩過敏反應和發炎。

抗氧化作用可保護遺傳因子，
發揮淨化血液功效，
預防動脈硬化！

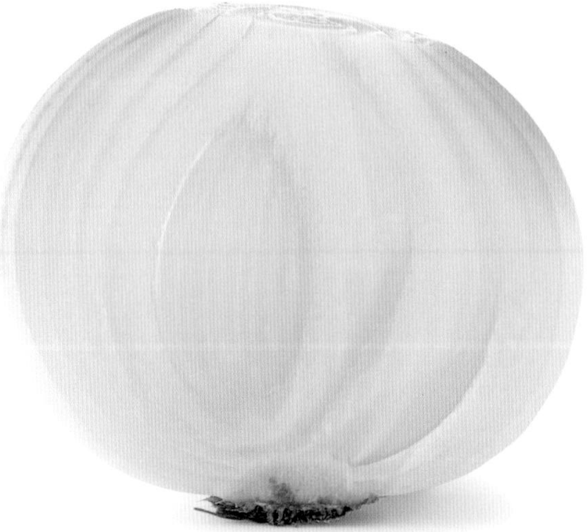

南瓜

β-胡蘿蔔素
【類胡蘿蔔素】

市面上可買到日本南瓜和西洋南瓜等各式品種，南瓜富含植化素，並含有大量β-胡蘿蔔素。

β-胡蘿蔔素是一種具有超強抗氧化作用的植化素，可以去除劇毒活性氧「羥基自由基」，抑制致癌物質，減緩壞膽固醇的氧化，達到預防動脈硬化的功效。

此外，它還能活化NK細胞、T細胞與巨噬細胞，提升免疫力。

南瓜含有完整的維他命A、C、E，皆具有抗氧化作用。不只是果肉，種子和纖維部分也具有不同功效。南瓜外皮富含食物纖維，因此料理時，請將果肉、種子、纖維和外皮一起下鍋煮，才能攝取完整營養。

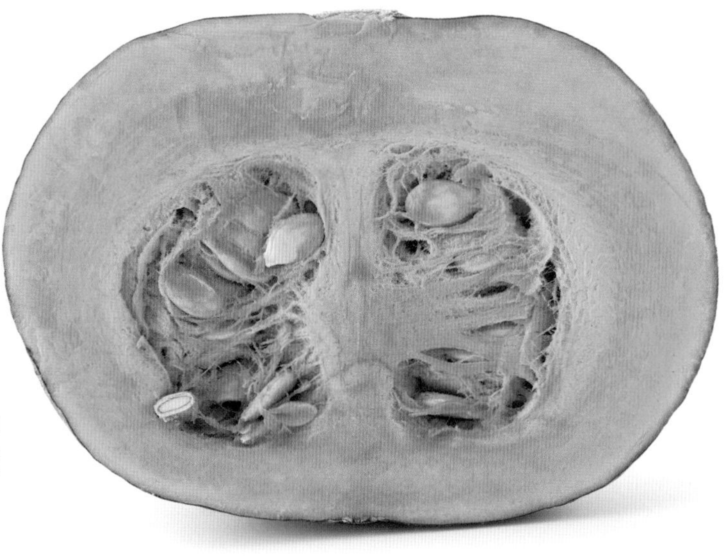

具有超強抗氧化作用，並可抑制癌症的發生，提高免疫力！

高麗菜

高麗菜的切法

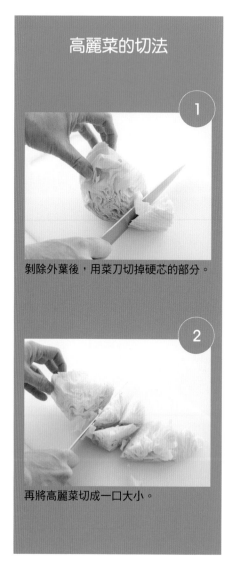

1

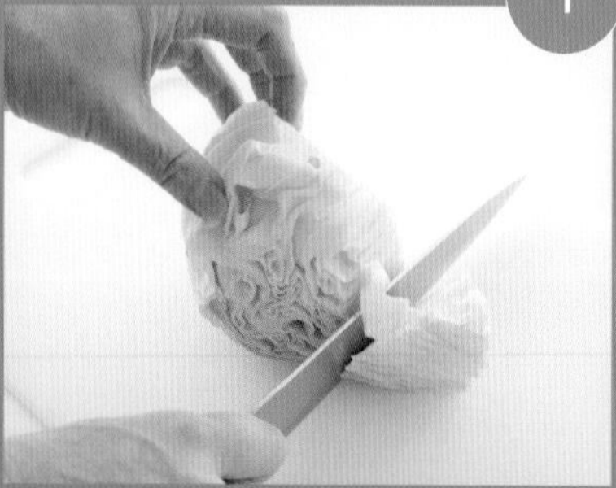

剝除外葉後，用菜刀切掉硬芯的部分。

2

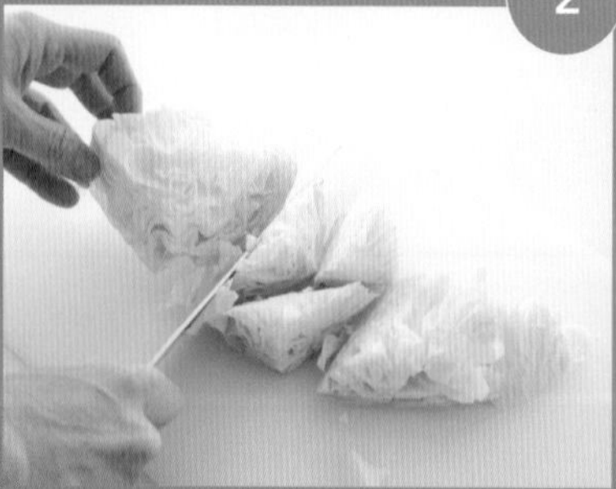

再將高麗菜切成一口大小。

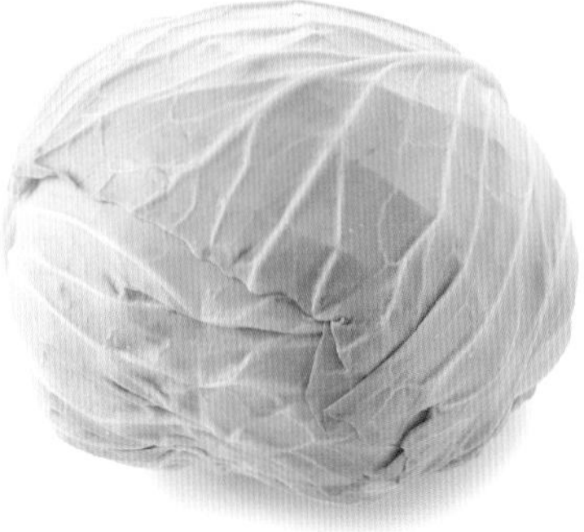

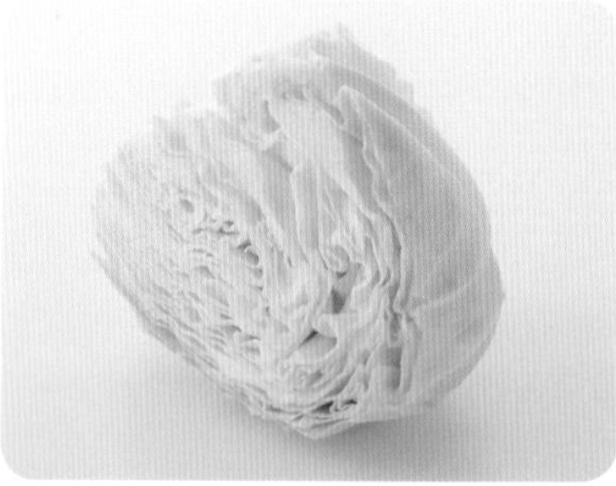

準備 100g 的高麗菜（約 1/4 顆）。

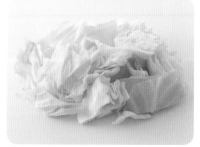

將 100g 的高麗菜切片（約一口大小）。

常備抗癌蔬菜湯的食材準備

胡蘿蔔

胡蘿蔔的切法

1

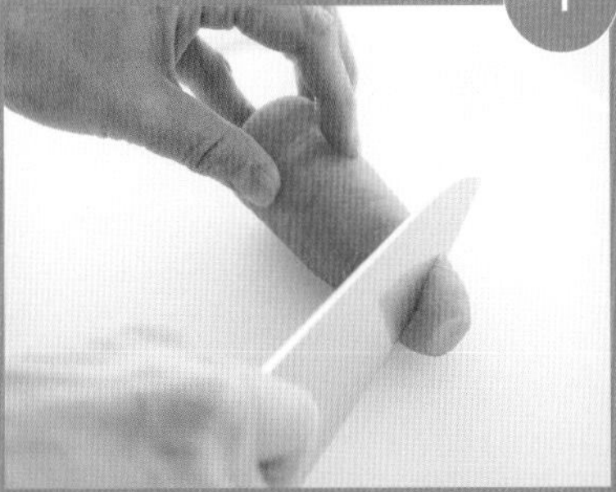

不削皮，切掉蒂頭。

2

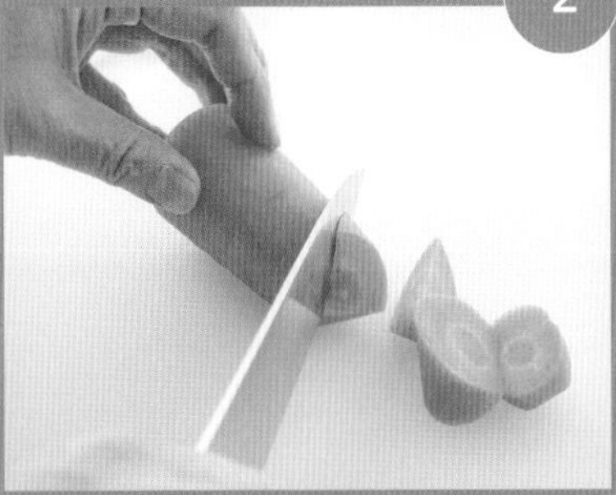

再將胡蘿蔔切成一口大小的滾刀塊。

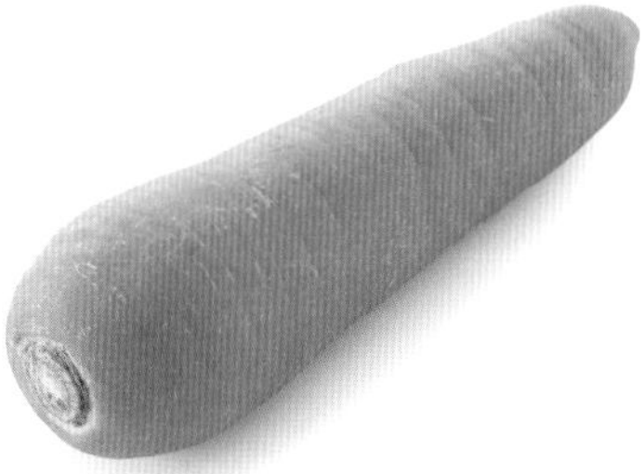

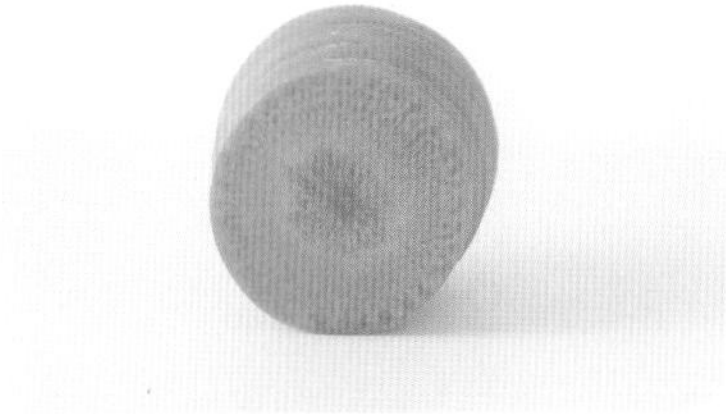

準備約 100g 的胡蘿蔔。

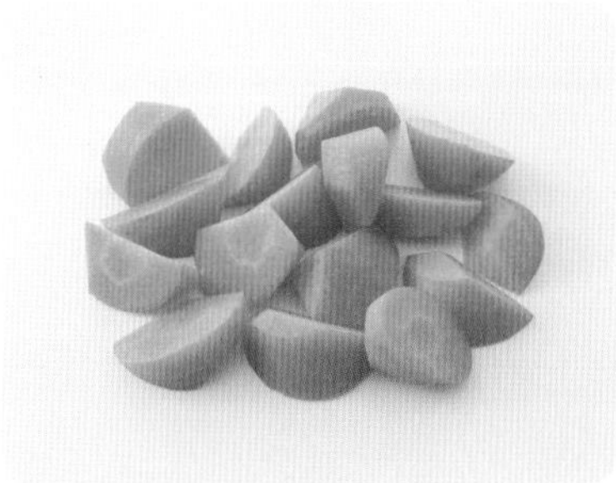

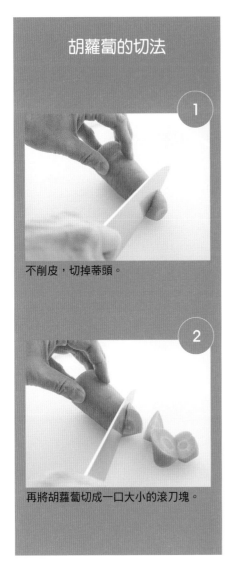

將 100g 的胡蘿蔔切塊。

洋蔥

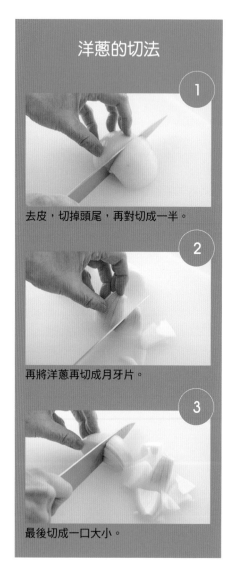

洋蔥的切法

1

去皮，切掉頭尾，再對切成一半。

2

再將洋蔥再切成月牙片。

3

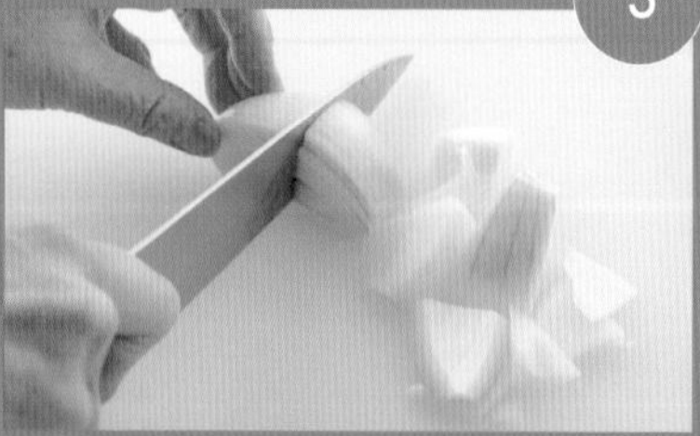

最後切成一口大小。

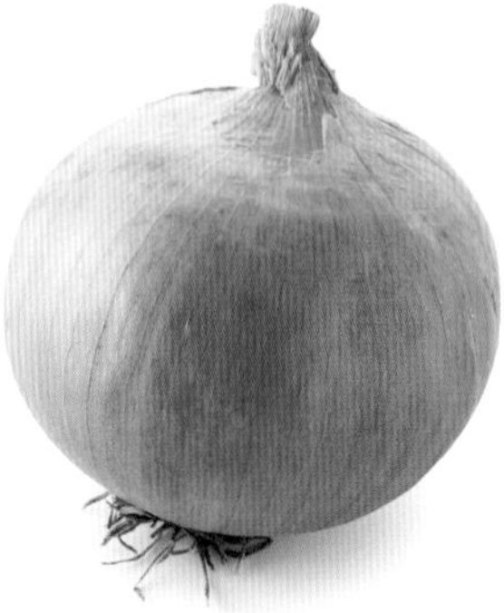

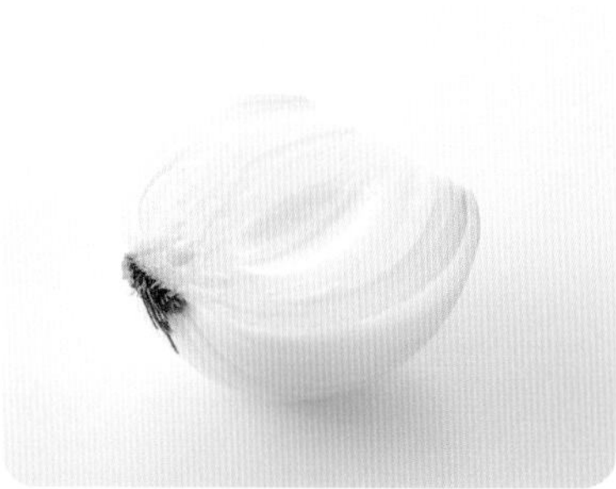

準備約 100g 的洋蔥。

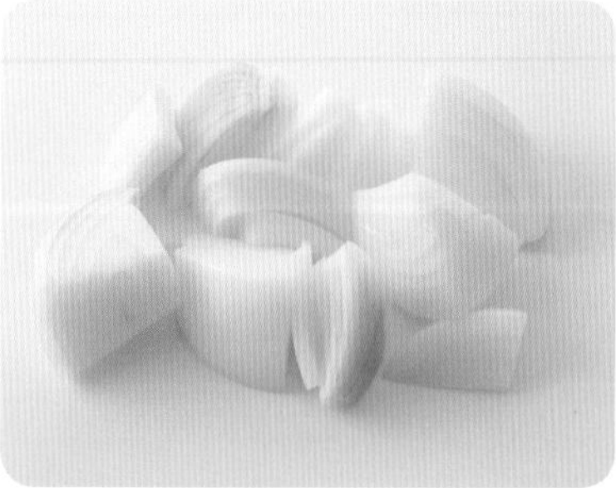

將 100g 的洋蔥切塊。

常備抗癌蔬菜湯的食材準備

南瓜

南瓜的切法

1

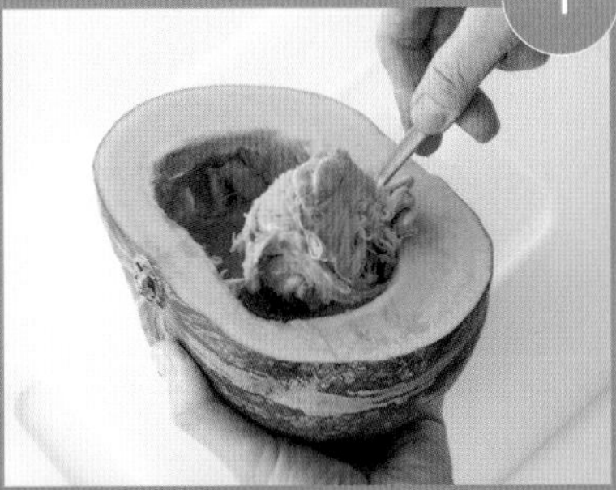

不去皮，以湯匙舀出纖維與種子。

2

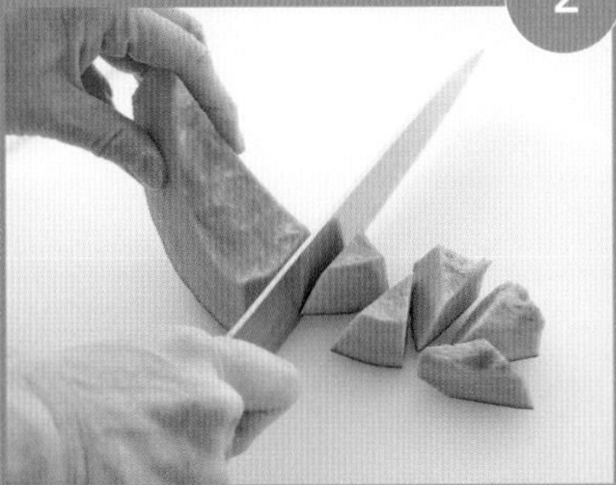

留下約100g南瓜後，再切成一口大小。

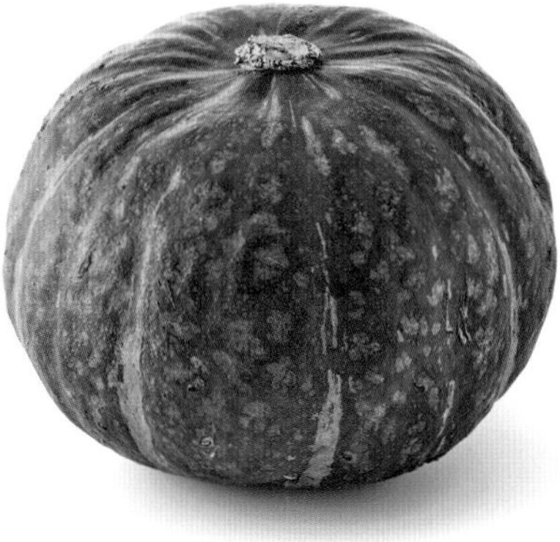

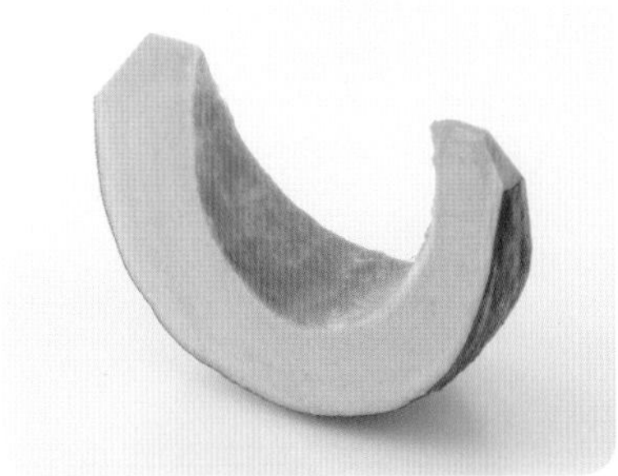

準備約 100g 的南瓜。

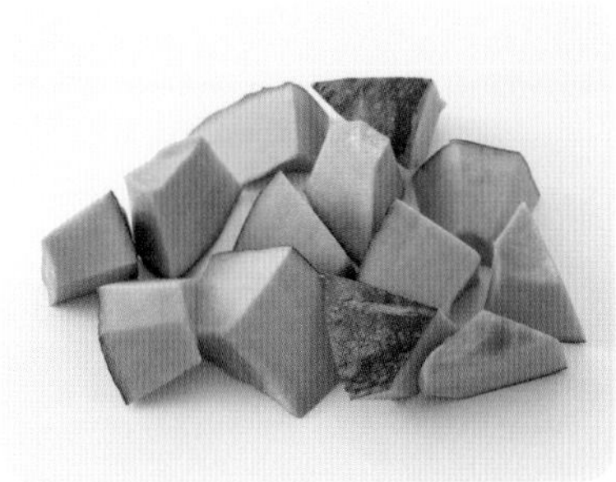

將 100g 的南瓜切塊。

「常備抗癌蔬菜湯」的作法

燉煮二十分鐘後放涼，
讓蔬菜慢慢泡在湯裡，
充分萃取出植化素

將四樣基本蔬菜各切好一百公克，再全部放入湯鍋，倒入一公升的水，蓋上鍋蓋燉煮即可。

洋蔥皮、南瓜籽及纖維、胡蘿蔔的蒂頭勿丟棄，放入滷包袋中一同燉煮，能萃取出植化素。

在鍋中放入全部食材，並倒入浸泡食材的水，再開大火煮沸，燉煮二十分鐘。由於水溶性植物化學成分容易揮發，燉煮時請務必蓋上鍋蓋。

放入冰箱冷藏時，請記得取出滷包袋。透過這鍋湯，可盡情品嘗蔬菜原有的甜味與美味。

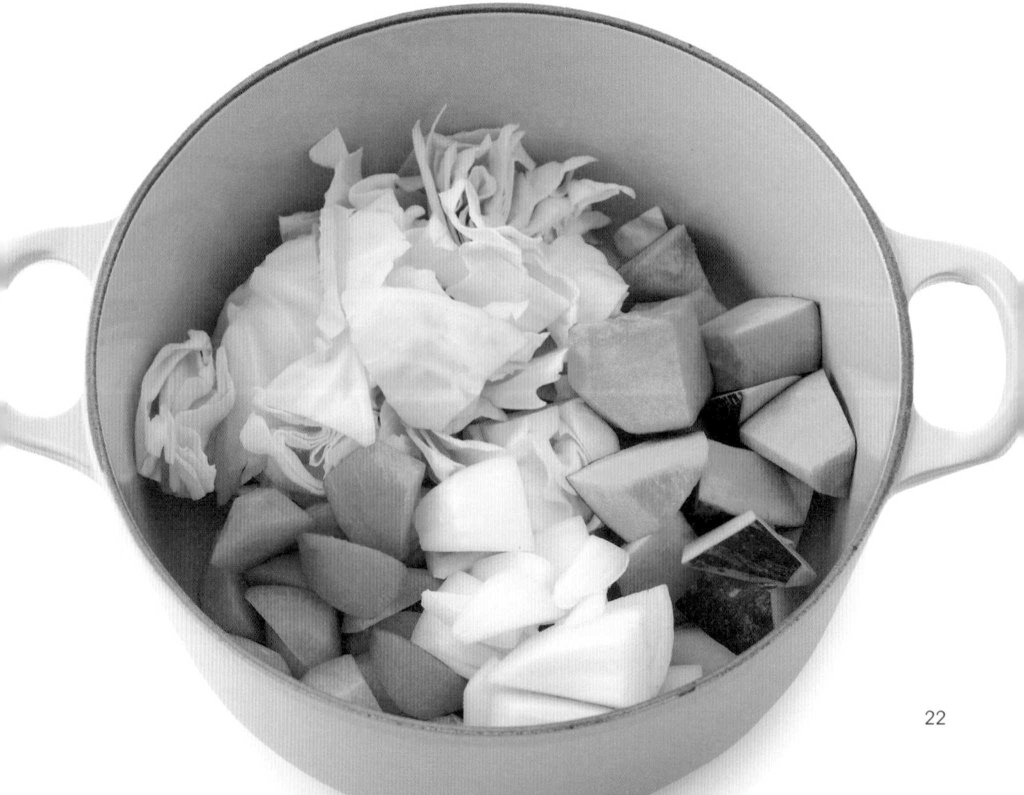

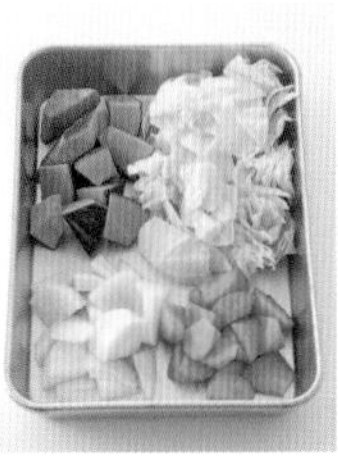

1 四種蔬菜各準備 100g。

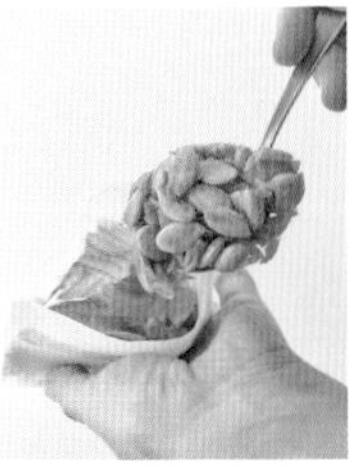

2 剩下的洋蔥皮、南瓜籽及纖維、胡蘿蔔的蒂頭，放入滷包袋中。

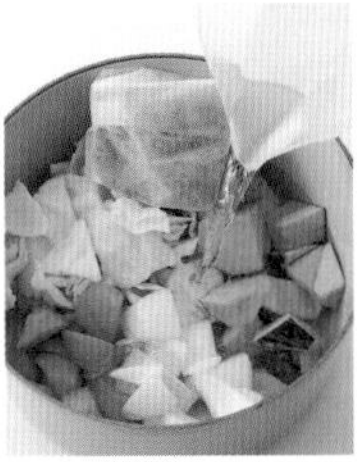

3 將①的蔬菜和②的滷包袋放入鍋中，倒入剛好蓋過食材的水量（約 1 公升）。

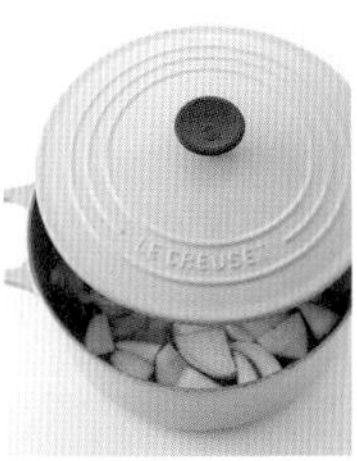

4 煮沸後，蓋上鍋蓋，轉小火，燉煮 20 分鐘。請使用鍋蓋較重的鍋子。

5 「常備抗癌蔬菜湯」輕鬆完成！

由於南瓜煮熟後會變得軟爛，烹調時，請先放入南瓜以外的三樣蔬菜，煮沸後轉小火，燉煮 10 分鐘。接著再放入南瓜，燉煮 10 分鐘。

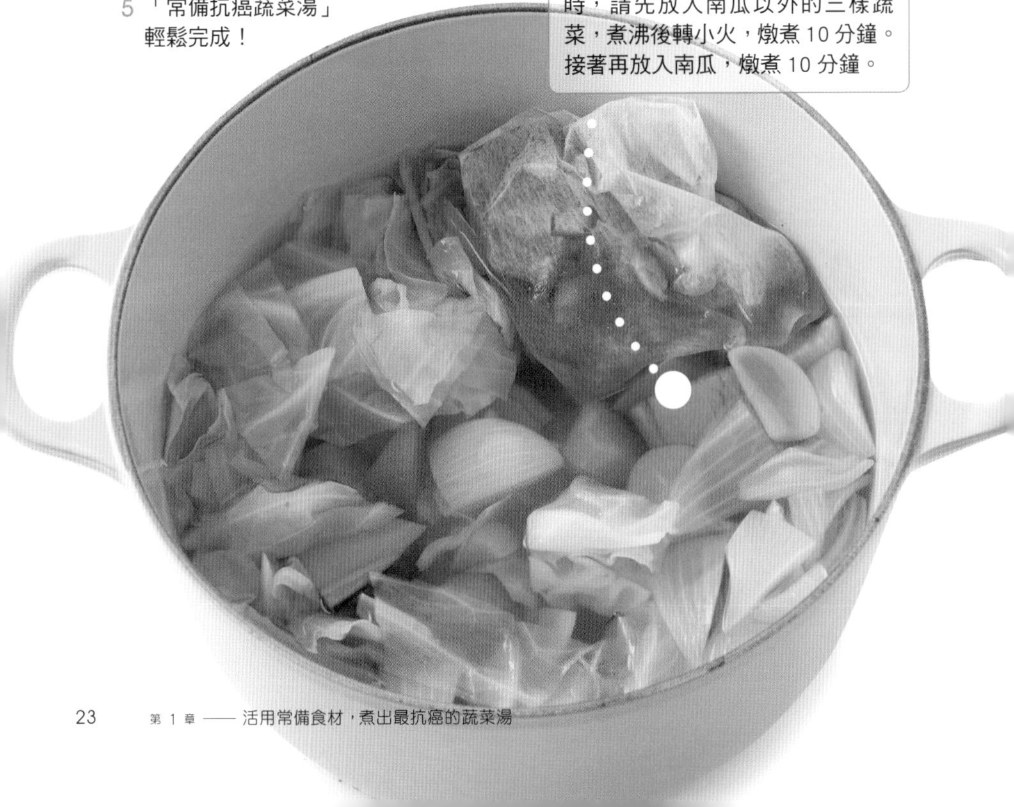

每天喝湯，身體變好了！

早餐前、空腹時，
喝一碗蔬菜湯，
讓身體更容易吸收植化素

蔬菜內含的植化素會慢慢溶解至湯裡，因此，常備抗癌蔬菜湯的湯汁本身充滿植化素的精華，其中也富含維他命類，以及水溶性食物纖維。

建議各位在餐前先喝一碗湯。在早餐前、空腹時喝湯，身體最容易吸收植化素。

此外，餐前喝湯可慢慢消化吸收糖分，減緩血糖上升速度。若連同蔬菜一起吃，還可同時攝取食物纖維，有助於預防生活習慣病。

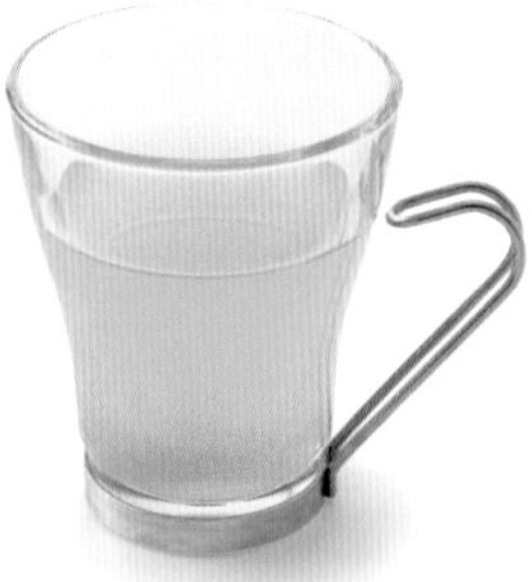

夏天喝冷湯，
一早神清氣爽

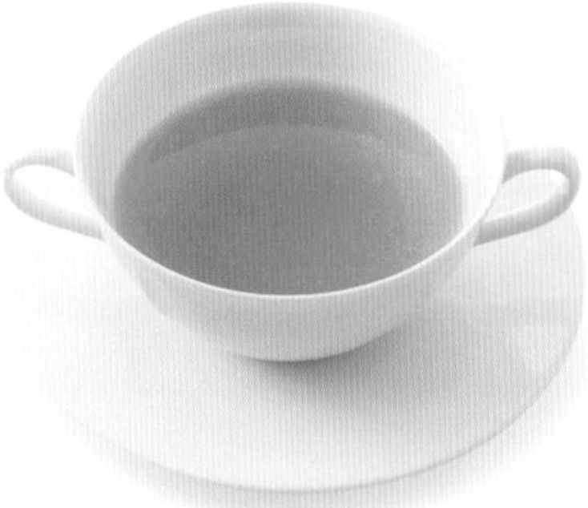

飲用前先加熱

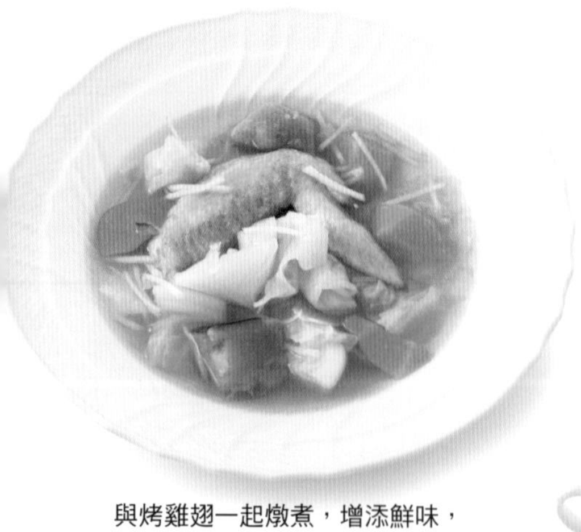

與烤雞翅一起燉煮，增添鮮味，
就是一碗料多味美的湯品

建議每天都要喝蔬菜湯，一般人約喝兩碗，癌症病友可喝三到四碗

食譜是一天的分量，基本上每天早上喝一到兩碗兩百毫升的湯，健康效果最好。

此外，若想預防代謝症候群，建議喝兩到三碗兩百毫升的常備抗癌蔬菜湯。一天喝三次，三餐飯前喝的效果最好，也是減肥期間最適合的點心。

正在治療疾病或癌症的患者，請每天喝三到四碗兩百毫升的常備抗癌蔬菜湯。根據研究報告，一天喝三次，每次喝兩百毫升，持續喝兩週，就能改善白血球數值，強化免疫力。

感冒沒有食慾時，也可以輕鬆飲用常備抗癌蔬菜湯，由於湯品具有抗氧化作用，能幫助早日康復。

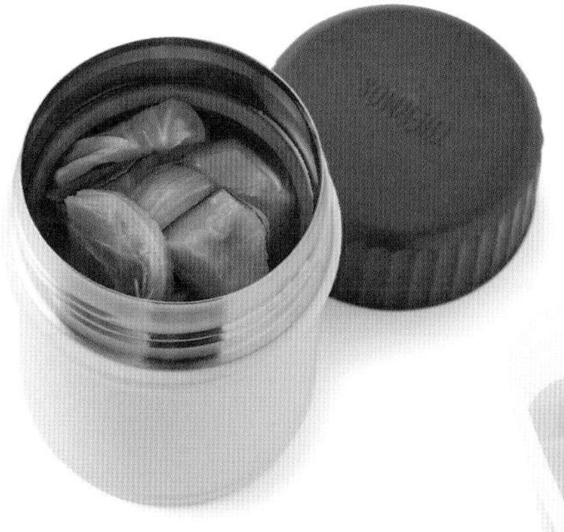

外出時，倒入悶燒罐或保溫杯內，隨身攜帶

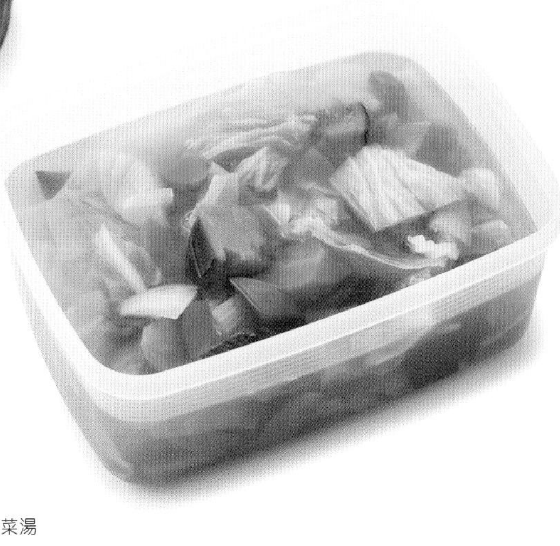

將湯品放入密封容器後冷藏，每天做菜時可當湯底使用

活用攪拌器，變身美味濃湯！

以攪拌器打成美味濃湯，口感更滑順

由於常備抗癌蔬菜湯本身沒有調味，每天飲用容易感到乏味，吃法也容易一成不變。不妨將燉煮的蔬菜及湯汁運用在其他料理中，變化出更多美味菜餚。可當湯底、配料，及用來煮味噌湯或添加其他食材，發揮創意即可豐富餐桌上的美味（請參照第二十八到三十二頁）。

在此要推薦各位一種百吃不膩的作法，那就是「以攪拌器打成美味濃湯」。

作法很簡單，只要以攪拌器攪打湯汁和蔬菜即可，此時，請調整湯汁與蔬菜的比例，攪打出自己喜歡的濃度。完成後倒入湯鍋加熱，撒上胡椒、香料，或淋上橄欖油一起享用。

製作蔬菜湯的四樣基底蔬菜中，南瓜和胡蘿蔔可增添甜味與濃稠度，很適合打成濃湯，顏色也很漂亮。由於蔬菜已燉得軟爛，放入果汁機攪打也能迅速變身美味濃湯。

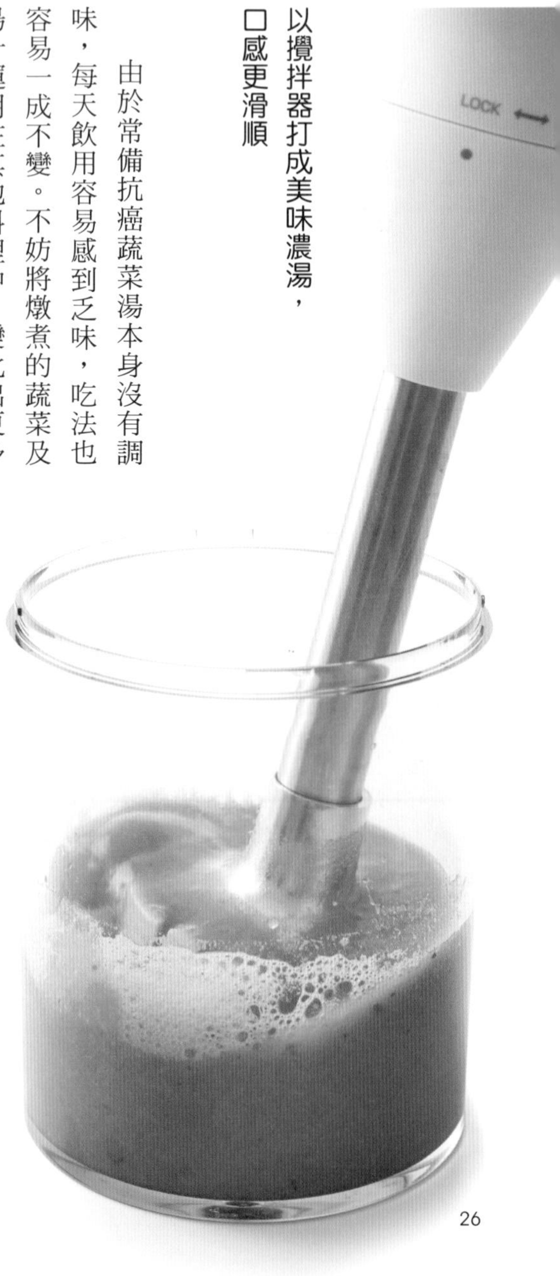

蔬菜湯的保存期限，冷藏可放二至三天、冷凍以二至三週為宜

若要燉煮出充滿蔬菜精華的湯品，請務必使用新鮮、安心且安全的健康栽培蔬菜。若一次燉煮大量湯品，完成後請倒入密封容器，連同蔬菜一起冷藏或冷凍。請務必儘早享用，避免失去風味。冷藏以二至三天為宜。

若冷凍保存，湯與料要一起冷凍，可保存二至三週，風味最佳。由於蔬菜細胞的細胞膜會在解凍時遭到破壞，因此細胞內的植化素成分會溶解至湯中，增加含量，風味也更為濃郁。

事先將煮好的蔬菜湯分成每天要喝的分量，冷凍保存，食用更方便。

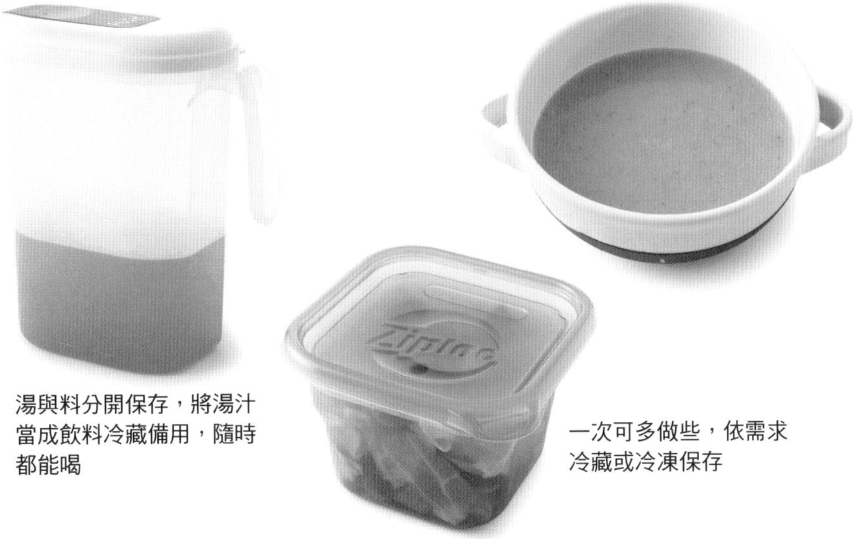

打成濃湯，充分享受蔬菜的完整營養

湯與料分開保存，將湯汁當成飲料冷藏備用，隨時都能喝

一次可多做些，依需求冷藏或冷凍保存

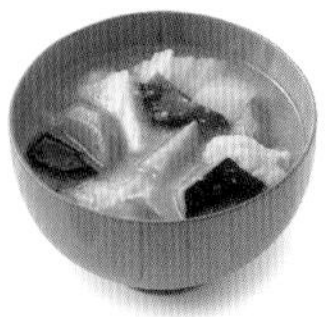

蔬菜湯變身常備湯底，打造不生病的生活！

使用胡蘿蔔、高麗菜、洋蔥與南瓜煮成的常備抗癌蔬菜湯，適合當作料理基底，運用在各種菜餚中。將常備抗癌蔬菜湯當「湯底」，加入根莖類蔬菜、豆腐、油豆腐皮、海帶芽，再放入味噌，就變成一鍋富含植化素的味噌湯。烹煮咖哩時，也能當成蔬菜清湯大量使用。至於蔬菜湯內的食材，也有許多運用方式。接下來為各位介紹幾道我家常吃的日常料理。

雞翅蔬菜湯

將煎過的雞翅加入常備抗癌蔬菜湯，燉煮 20 分鐘，可為湯底增添雞肉的鮮味。

〔材料〕

- 胡蘿蔔、高麗菜、洋蔥、南瓜（全部切成一口大小）各 100g
- 雞翅 300g
- 個人喜歡的香料（或薑）適量
- 鹽、胡椒適量

〔作法〕

1. 將南瓜以外的蔬菜放入湯鍋，倒入剛才浸泡過食材的水，開火煮沸。
2. 在等待水煮滾的時間可先煎雞翅。將雞翅放入平底鍋，煎至雙面焦香即可。
3. 將雞翅放入①的鍋中，蓋上鍋蓋，轉小火燉煮 10 分鐘。
4. 放入南瓜，依個人喜好撒上香料（或薑），再以小火燉煮 10 分鐘（家中若有新鮮的荷蘭芹、百里香、蒔蘿、龍蒿等，請使用這些香料，薑則切成細絲後撒入）。最後依個人喜好撒上鹽與胡椒調味。

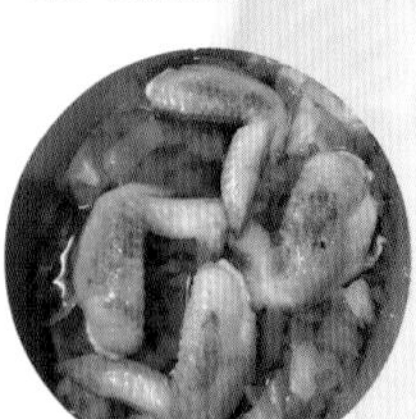

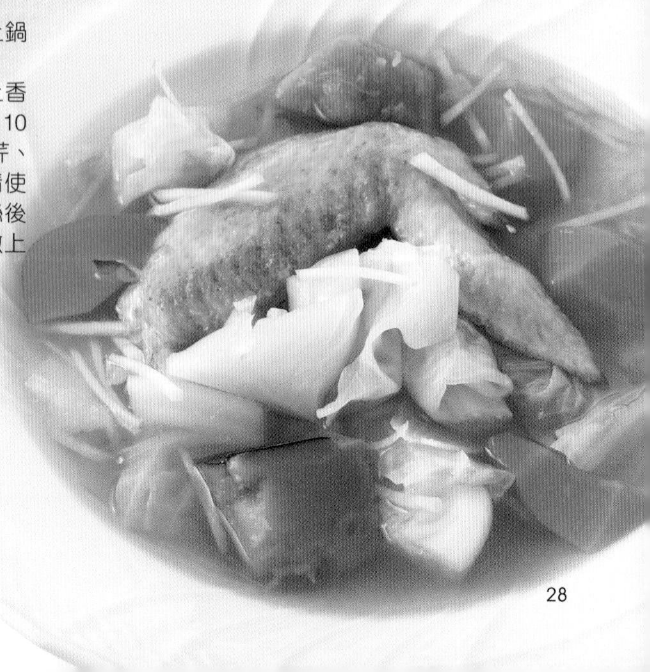

為蔬菜湯加點料，幫助代謝、提升免疫力！

應用料理 1 帶葉胡蘿蔔，提升抗氧化力

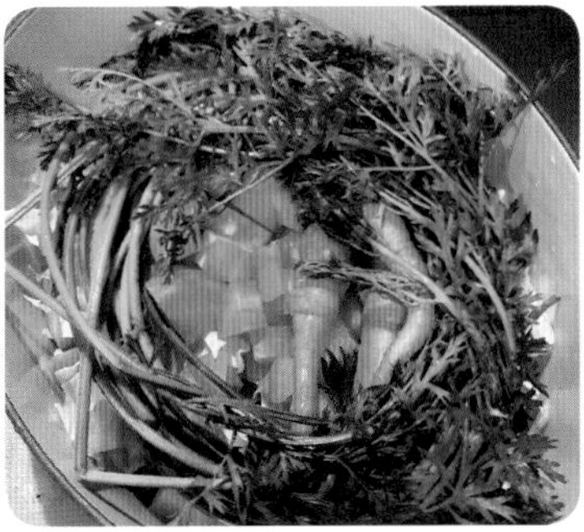

如果能買到新鮮的胡蘿蔔葉，請務必加入湯裡。與其他蔬菜一起放入鍋中煮，可為湯品增添胡蘿蔔葉的濃郁味道與香氣。將更多的植化素溶入湯裡，可提升抗氧化作用，幫助維持身體健康。

應用料理 2 加入咖哩粉，提升代謝

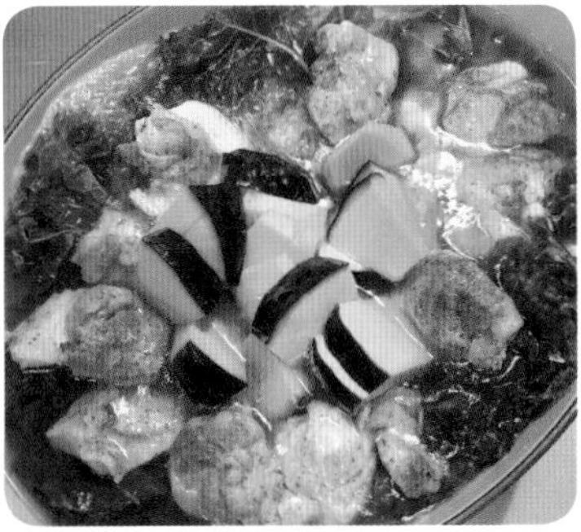

湯中加入最適合搭配雞肉的咖哩粉，可讓湯品更美味。煎雞翅前先撒咖哩粉，喜歡重口味的人可再撒上鹽與胡椒。將雞肉表面煎香後，放入煮沸的蔬菜湯鍋中燉煮，約煮 20 分鐘即可。（照片中的湯還加了胡蘿蔔葉）

應用料理 3 蕪菁含維他命 C，可提升膠原蛋白吸收率

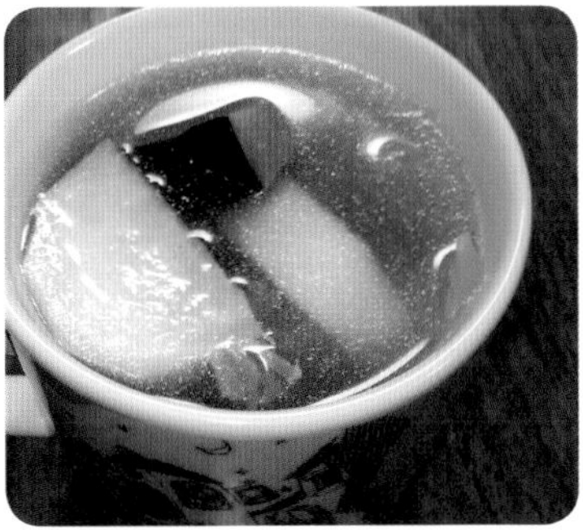

在鍋中放入蕪菁，讓湯更好喝。不僅如此，蕪菁含有豐富的維他命 C，雞翅中的膠原蛋白溶入湯裡，分解成胺基酸，更容易吸收。與蕪菁內含的維他命 C 一起攝取，可以再次合成為膠原蛋白。蕪菁很容易煮熟，請在起鍋前 5 分鐘再加入鍋裡。

蔬菜湯變身火鍋，營養美味又健康

青花菜佐香腸蔬菜湯

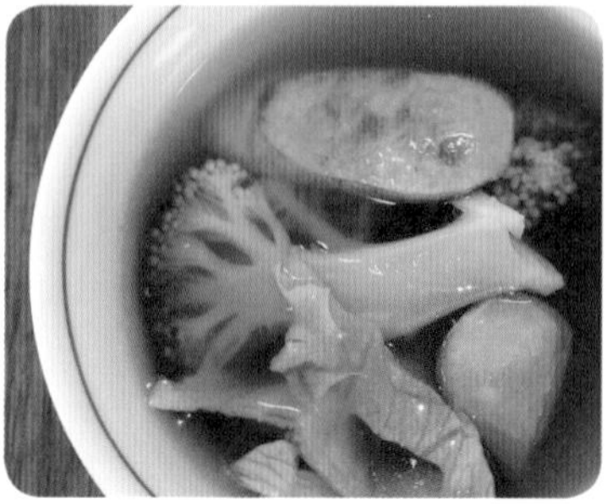

將蔬菜湯的湯汁倒入鍋中加熱，再放入青花菜與香腸。稍微加熱，待青花菜煮熟後即可起鍋。香腸含鹽，可依個人喜好撒上胡椒調味。這道湯品適合喝膩基本蔬菜湯的人，此外，青花菜富含萊菔硫烷，具有排毒功效。

番茄薑元氣湯

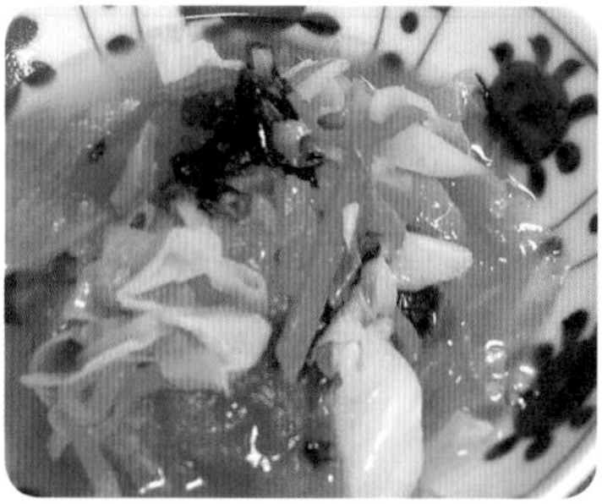

先以橄欖油炒薑，再放入切成粗絲的洋蔥、胡蘿蔔、高麗菜、馬鈴薯拌炒。最後放入切成塊的番茄拌炒，逼出湯汁後，倒水燉煮。亦可依個人喜好加入清湯，或培根、雞翅等食材。以橄欖油炒熟蔬菜，可提升具有高度抗氧化作用的番茄紅素與 β- 胡蘿蔔素的吸收率。

海鮮蔬菜咖哩鍋

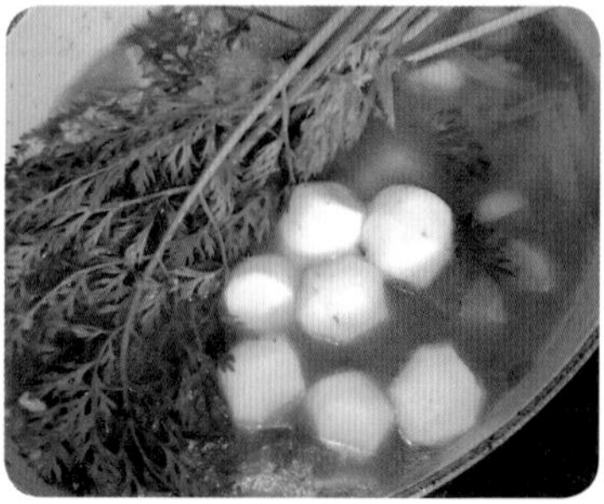

將橄欖油倒入鍋中，放入薑末與蒜末拌炒，再加入切成一口大小的根莖類蔬菜、海鮮和豬肉。撒上鹽、胡椒、咖哩粉炒勻，再加入水、清湯、芋頭、胡蘿蔔葉、四季豆（水煮）燉煮。起鍋前放入秋葵，煮熟後即可。這道料理使用的根莖類蔬菜包括胡蘿蔔、蓮藕、牛蒡、洋蔥。海鮮可依個人喜好，選擇干貝、蝦子。芋頭和根莖類蔬菜具有抗氧化力；咖哩粉內含的薑黃素具有解毒效果，可發揮雙重作用。

雞翅白蘿蔔鍋

以削皮器將白蘿蔔削成麵條狀，放入鍋中，再鋪上斜切的長蔥、斜切成薄片的白菜、帶皮柚子片，最後倒入水煮成「日式水炊鍋」。煮沸後先從蔬菜吃起，搭配個人喜好的醬汁享用。長蔥的綠色部分具有抗氧化作用，可為湯底增添甜味，請勿丟棄，放入鍋中一起煮。

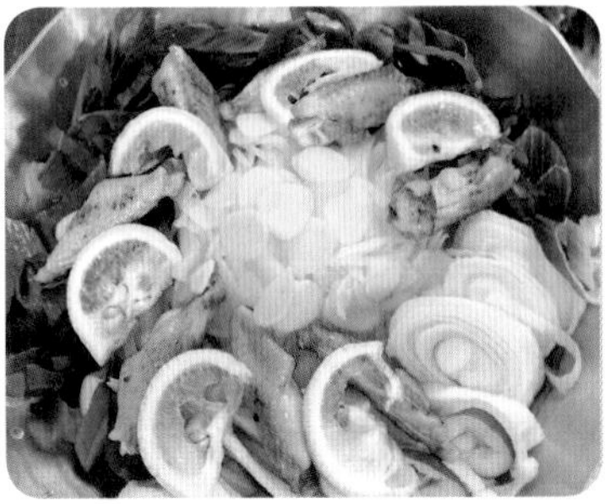

植化素精力湯

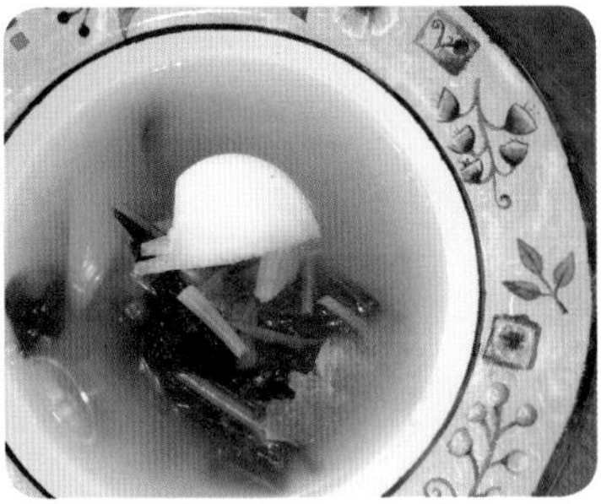

這道湯的湯底使用常備抗癌蔬菜湯的湯汁。湯底加熱後，放入切成月牙片的蕪菁、切碎的蕪菁葉、切成一口大小的甜椒、番茄等，只要稍微加熱就能享用。最後加入火腿或煮熟的肉，撒上鹽、胡椒或帕瑪森起司。若晚上很晚才下班，有時會買外帶回家吃，此時只要搭配一碗蔬菜湯，就能變身成營養均衡的一餐。

白菜豬肉千層鍋

將大白菜葉一片片剝下後，取一片大白菜，放上豬肉片，再疊上一片大白菜，重疊好幾層後，切成 2 ～ 3cm 寬。剖面朝上，整齊排列放入鍋中後加水。將烤過的溫州蜜柑放在正中間，燉煮後即可享用。蜜柑含有植化素，亦可增添風味。吃的時候請連皮搗碎，搭配自己喜歡的醬汁享用。

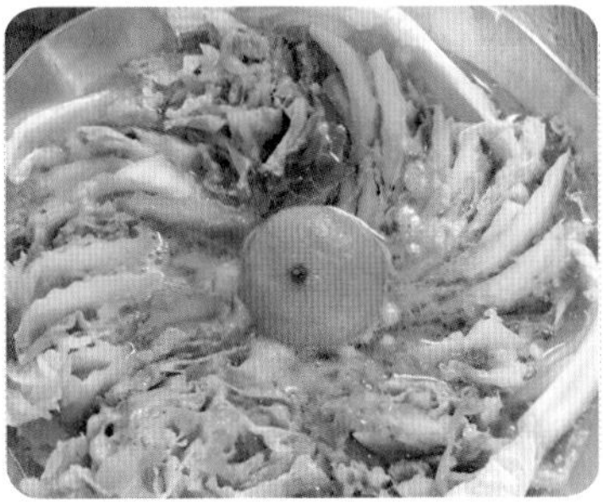

活用當季食材，煮出美味蔬菜湯

適時替換材料，以櫛瓜取代南瓜

以櫛瓜取代四樣基本蔬菜中的南瓜，也能煮出「常備抗癌蔬菜湯」。如果家中沒有南瓜，或材料不齊全時，用同為瓜科植物的其他蔬菜替代，就可煮出美味健康的蔬菜湯。每天煮蔬菜湯時，無須使用相同材料，請自由變換自己喜歡的食材。

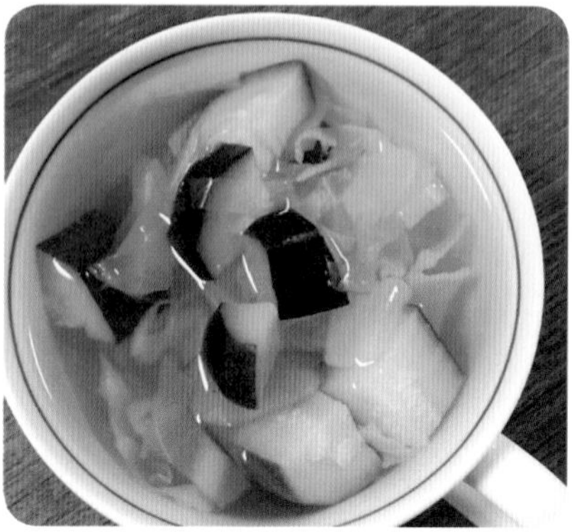

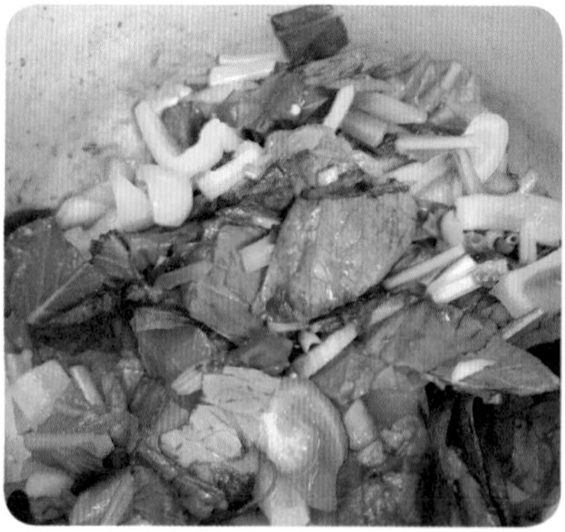

食材不足時，可選用當季蔬菜替換

如果家中沒有四樣基本蔬菜時，可用西芹、番茄、甜椒、小松菜等食材取代。只要將所有食材切成一口大小即可，一點都不困難。請務必使用當季蔬菜，煮出豐盛美味的常備抗癌蔬菜湯。重點在於不要勉強，開心煮湯，讓每一季都有當季專屬的湯品。

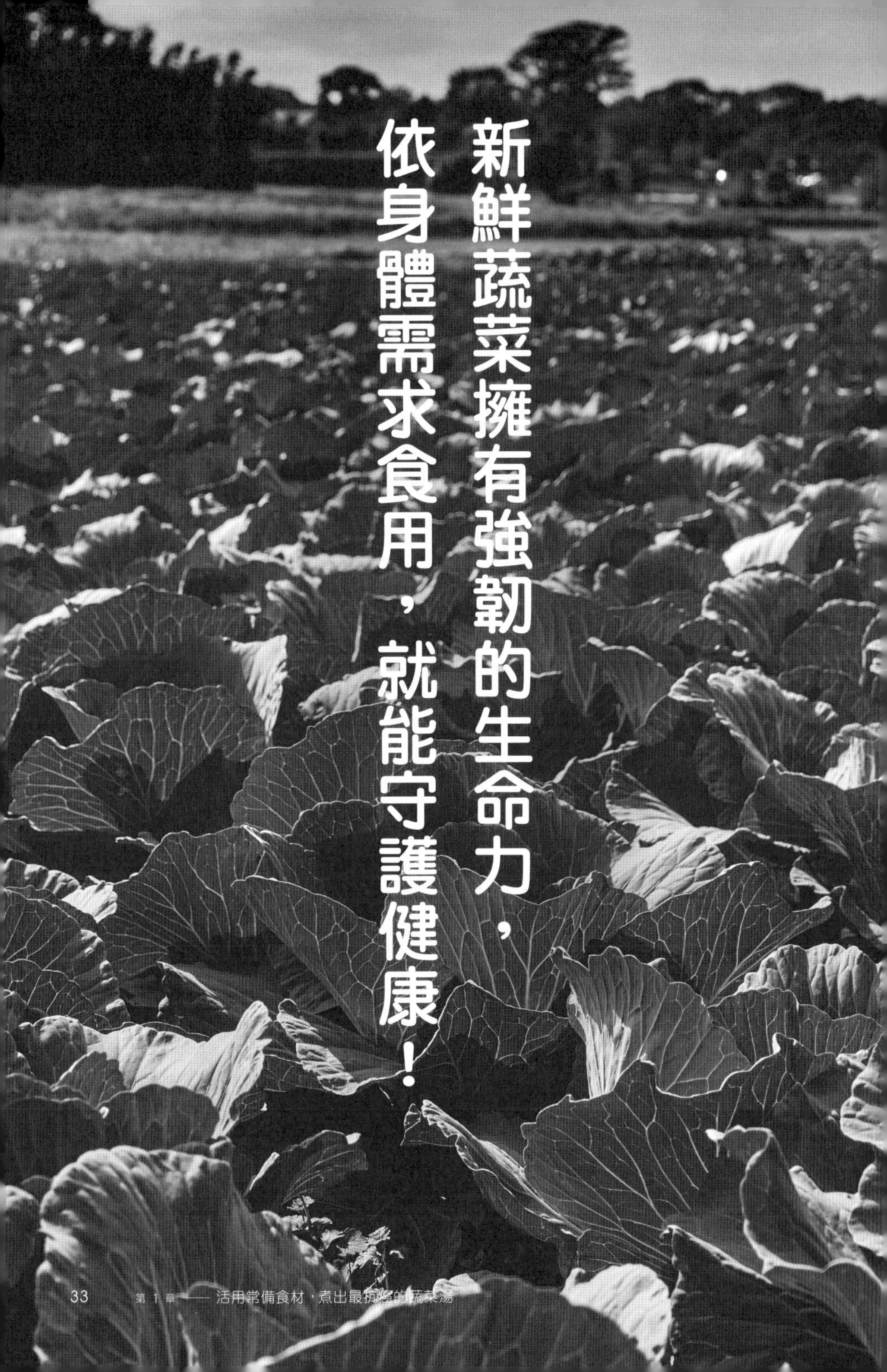
新鮮蔬菜擁有強韌的生命力，
依身體需求食用，就能守護健康！

科學實證，真正能抗病的「常備抗癌蔬菜湯」

攝取植化素，是打造健康的第一步

富含植化素的「常備抗癌蔬菜湯」擁有許多功效，且經過科學實證，並得到許多實踐者證實其功效，是確實有效的健康法。

「常備抗癌蔬菜湯」是最不會造成身體負擔的養生法，有助於逐漸改善因生活習慣病而長年損壞的身體。最棒的是，身體健康的人也能透過「常備抗癌蔬菜湯」，預防生活習慣病。

將「常備抗癌蔬菜湯」融入日常生活中，養成每天食用的習慣，就能吸收植化素，為身體帶來助益。

我們很難長期維持嚴格的飲食控制，不容易真正改善飲食生活。但若是在日常飲食中，搭配一道富含植化素的蔬菜料理或湯品，就能輕鬆維持健康習慣。

此外，植化素分成水溶性與脂溶性，有些成分耐熱，有些成分無法高溫烹煮，因此調理時除了煮湯，不妨嘗試各種料理方法，如沙拉、蒸蔬菜、烤蔬菜、蔬菜汁等。如此一來不只可充分攝取有效成分，也能盡情享受美味料理。

當媒體報導「吃某項食材可抗癌」時，第二天超市裡的該食材就會被一掃而空，這樣的情形時有所聞。不過，若從人類的生理機制思考，**不可能只有特定食材或營養素對人體有效**，因此以適合的方式調理各種食材與養分，均衡且長期攝取，才能發揮食材擁有的「自然力量」。

在日常飲食中注重植化素的攝取，就能逐漸調整免疫力，改善許多身體的不適症狀。無論是擔心生活習慣病的患者或想保持身體健康的人，只要養成充分攝取植化素的飲食習慣，即可維持健康。

露天種植的蔬菜，內含的植化素最多

各位只要到住家附近的傳統菜攤、超市，購買全年都能買到的蔬菜，就能烹煮前頁介紹的「常備抗癌蔬菜湯」。蔬菜外皮、種子、湯汁等過去做菜時丟棄的部分，其實皆富含植化素。

胡蘿蔔、白蘿蔔等根莖類蔬菜的葉子部分，也含有大量的植化素，各位曾經吃過胡蘿蔔與白蘿蔔的葉子嗎？無須刻意調理，只要丟進湯裡燉煮即可。因此，蔬菜一定要物盡其用，不要丟掉任何部位。

食用完整蔬菜不只提高營養價值，也能減少廚餘，是最環保的做法。換句話說，不僅經濟實惠，還能為保護地球盡一份心力。最近市面上也推出許多使用溫室、塑膠棚，或利用人工照明栽種的蔬菜，這些蔬菜也能烹煮成「常備抗癌蔬菜湯」。

我將在之後的章節詳述，為什麼植化素是植物才有的機能性成分，但在此先稍微說明，植物所處的環境相當嚴酷，包括受到紫外線強烈曝曬、昆蟲侵襲等，植化素是植物為了保護自己，而在體內生成的防禦元素。

有鑑於此，到菜攤或超市購買蔬菜時，不妨詢問店員這些蔬菜採用何種方式栽培。**在受到人工控制、毫無任何危害的環境中栽種出來的蔬菜，內含的植化素不多**，這一點請務必謹記在心。

建議購買雖然賣相不佳，但充分曝曬在陽光下，果實與葉子也被蟲吃過的蔬菜。最理想的就是「露地蔬菜」，亦即在露天農地栽培的蔬菜。可以確定的是，露地蔬菜含有大量植化素。

雖然自己種無農業栽培的蔬菜需花費更多心力照顧，但比起購買市售蔬菜更令人安心，可煮出富含植化素的湯品。

每天攝取大量植化素，不只能提升免疫力，還能強化五感，讓人重新體會到大自然的豐富性，或許還能改變你對於世界的看法。這個說法聽起來有些誇張，但富含植化素的「常備抗癌蔬菜湯」，就是蘊藏無限潛力的「奇蹟健康湯」。

水果連皮吃，可攝取更多植化素

本書內容以蔬菜內含的植化素為主，事實上，水果也富含植化素。

根據某項調查結果，富含多酚（植化素的一種）的水果，依含量分別為「奇異果」、「香蕉」、「葡萄柚」、「芒果」、「葡萄」、「柳橙」、「木瓜」、「鳳梨」。

這些都是日常可見的水果，大多來自熱帶地區。這是因為熱帶地區的紫外線比寒帶地區強烈，水果為了保護自己，必須製造大量多酚，發揮抗氧化作用。奇異果的果肉味道酸甜，事實上，**果皮的多酚含量比果肉多，幾乎高出一倍**。有鑑於此，建議各位不妨連皮吃奇異果。

根據老鼠實驗的研究結果，奇異果具有增加免疫細胞的作用，且功效僅次於香蕉與蘋果。

以增加免疫細胞數量的功效而言，香蕉的表現相當出色。丁香油酚是成熟香蕉的香氣來源，具有抑制癌細胞生長的功效。根據一項以人類為對象的免疫學調查，實驗小組將受試者分成吃香蕉與不吃香蕉兩組，結果發現吃香蕉的那一組，罹患直腸癌與結腸癌的機率，比不吃香蕉的那一組低百分之七十二。

此外，蜜柑（橘子）是日本人最常吃的水果，可說是「暖爐桌必備良伴」。日本原產的溫州蜜柑富含β－隱黃質（植化素的一種），具有高度抗氧化力與抗癌功效，還能降低罹患高血壓、糖尿病、動脈硬化和心臟病的風險。

橘子皮內側的白色部分也含有植化素，稱為「橙皮苷」，可抗過敏、抗病毒、強化血管、改善血流，因此最好連橘子皮一起吃（編按：在網路上搜尋，即可找到許多橘子皮的料理法，例如將橘子皮切細條、果肉切丁，可一起煮成果醬）。

除了每餐搭配「常備抗癌蔬菜湯」，飯後點心可選擇富含植化素的水果，讓我們的生活更健康充實。

第1章的重點

1 製作「常備抗癌蔬菜湯」的四種食材

・高麗菜・胡蘿蔔・洋蔥・南瓜

2 作法簡單，一放、二煮、三起鍋

・開大火將鍋內的食材煮沸，再蓋上鍋蓋轉小火煮 20 分鐘。
・除了放入基本食材，洋蔥皮、南瓜籽與纖維也要一起燉煮。
・不要調味，保留蔬菜原有的甜味和鮮味。

3 早餐前、空腹時喝最有效

・為了攝取完整的營養素，蔬菜也要一起吃。
・每餐喝 1～2 杯 200ml 的常備抗癌蔬菜湯。
・正在治療疾病的患者，一天喝 3～4 杯 200ml 的常備抗癌蔬菜湯。

4 活用烹煮方式增添美味，並冷藏、冷凍保存

・改變調理方法，變換味道，避免一成不變。
・保存期限為冷藏 2～3 天、冷凍 2～3 週。

5 養成每天喝「常備抗癌蔬菜湯」的習慣

・蔬菜物盡其用，沒有廚餘更環保。
・露天栽培蔬菜含有豐富的植化素。

第2章

效果驚人！攝取植化素，抗病又防癌

人體無法自行合成，只能從蔬果中攝取的植化素

植化素是植物為了避免遭受外敵侵襲，在細胞中製造的天然機能性成分。

植物性食品的色素與香氣成分、澀味等，都可發現此天然化學物質，具有抗氧化作用，可發揮對抗癌症、改善生活習慣病等功能。此外，也有解毒、抗老及提升免疫作用等功效，深受各界注目。

儘管植化素是人類相當重要的營養成分，人體卻完全無法合成，由此不難看出其珍貴性。如今已知植化素具備可媲美五大營養素（醣類、蛋白質、脂質、維他命、礦物質）的功效，據估計，現今的植化

素超過一萬種以上，專家學者無不積極研究，希望能發現最新成分。

可以確定的是，植化素是很重要的營養成分，也是我們身邊隨處可見的營養成分。我們每天吃的蔬菜中都富含各種功能的植化素，持續幫助體內的免疫系統戰勝疾病。

許多人將 Phytochemical（植物化學成分，即植化素的英文）誤解為 Fight chemical（奮戰的化學物質）。

事實上，若從植化素擁有的卓越且堅強的健康功效來思考，這個誤解也不算離譜。

接下來，歡迎各位與我一同探究植化素究竟擁有何種魅力吧！

「植化素」由植物製造，九成存在於蔬果中

植化素內含機能性成分，可預防生活習慣病

心臟病、高血壓、糖尿病、高脂血症、肥胖與癌症，這些常見疾病統稱為生活習慣病。其他也包含腦血管障礙與心臟疾病等，大多數生活習慣病起因於每天的「飲食習慣」。

「飲食療法」可說是治療上述疾病不可或缺的治療方式。簡單來說，吃什麼？吃多少？怎麼吃？既可以守護我們的健康，也可能傷害我們的健康。既然如此，我們更應該在日常飲食中，積極攝取植化素。

植化素是植物才能製造出的天然「機能性成分」。機能性成分雖不是維持生命不

可缺少的必需營養素，卻是維持健康、預防疾病一定要攝取的重要成分。

具體而言，植化素的功效在於消除活性氧、消解老廢物質和有害物質的毒性、強化免疫力、抑制癌症等，這些都是既有營養素欠缺的部分，可由植化素補足。

只有植物才能製造出擁有上述功能的成分，這一點是有原因的。動物遇到陽光曝曬時，會跑到陰暗處乘涼；遇到昆蟲爬上身，也能用尾巴或腳部撥開。但植物沒辦法這麼做，植物深根在泥土裡，一生都待在原處，無法像動物一樣移動身體，遠離危險。因此，植物為了保護自己，才在體內生成植化素，作為「防禦對策」。

植化素是我們隨手可得的營養成分，大約九成存在於蔬菜、水果內，或我們每天吃的植物性食物之中。

大家常將蔬菜的鮮豔色調稱為維他命色，事實上，**蔬菜與水果的顏色不是來自維他命，而是植化素**。紅、黃、綠、紫、白、黑等各種色調，蘊藏著有益身體的天然力量。

根據預測，植化素超過一萬種，如今只發現數千種，未來研究學者想必還會陸續發現更多種類。

病從口入，但植化素具有「抗病」功效

植化素在近幾年成為各界矚目的焦點，它是植物為了保護自己免受紫外線和蟲害侵擾，自行生成的天然成分。只有植物才能生成植化素，因此動物唯有吃植物，才能攝取到植化素。

過去我們學習的都是以五大營養素（碳水化合物（醣類）、蛋白質、脂質、維他命、礦物質）為主的營養學，纖食物纖維被稱為第六營養素之後，也有人將植化素稱為第七營養素。不過，這種稱呼方式是錯誤的。因為植化素與五大營養素不同，它既不是構成身體的成分，也無法創造熱量。儘管如此，植化素仍具有可媲美五大營養素的重要功能。

人類攝取食物主要是為了發揮以下機能及作用：

❶ **帶來營養：** 五大營養素負責構成身體各部位，創造維持生命的熱量。

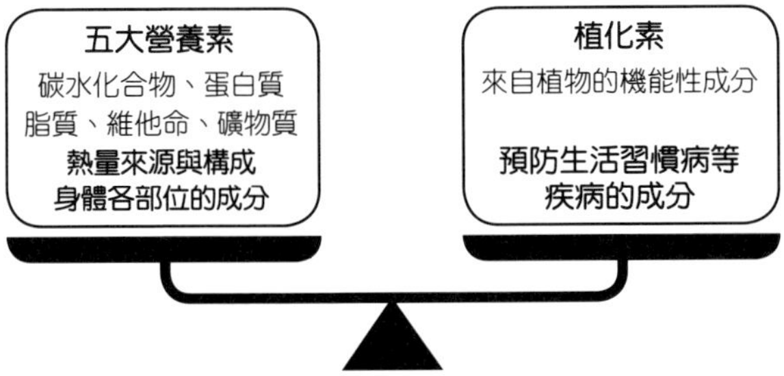

植化素含有不輸給五大營養素的
重要健康功效

❷個人喜好：個人喜好指的是美味、香味等，讓人享受飲食的機能。五大營養素與植化素都能發揮這項機能，食物的顏色、香氣、苦味與澀味來自於植化素。

❸預防生活習慣病：因飲食導致的疾病，也能透過飲食預防與治療。這是唯有植化素才能發揮的重要功效。

五大營養素是人體必需營養素，同時也是罹病原因。舉例來說，攝取過多碳水化合物會導致肥胖與糖尿病；攝取過量脂質會引發高血脂症；攝取過量鹽分會形成高血壓。另一方面，植化素有助於預防疾病，其功能廣泛多樣，有些成分具有抗氧化力，有些則能提升免疫力、預防血管老化、預防癌症、抑制過敏症狀、養顏美容、促進眼睛健康等。

想要預防現代人常見的生活習慣病，度過健康且長壽的人生，關鍵就在「植化素」。

哈佛大學研究實證，「蔬菜湯」可達到九大功效！

我長年在美國哈佛大學留學，研究癌症與免疫功能，在《科學》（*Science*）、《自然》（*Nature*）等國際頂尖期刊發表許多論文。綜合長期以來的研究結果，誕生出「常備抗癌蔬菜湯」。來我醫院求診的病患，我也鼓勵他們喝「常備抗癌蔬菜湯」治療疾病。簡單來說，「常備抗癌蔬菜湯」有如下的作用：

❶抗氧化：消除活性氧

高麗菜與南瓜的維他命C、南瓜的維他命E、洋蔥的異蒜氨酸與槲皮素、胡蘿蔔與南瓜的α－胡蘿蔔素和β－胡蘿蔔素，都具有可消除活性氧的抗氧化作用。

❷解毒：去除體內毒素

高麗菜的苄基異硫氰酸酯可增加肝臟的解毒酵素，去除有害物質與致癌物質的毒素。此外，高麗菜、洋蔥與胡蘿蔔內含的食物纖維可調整腸內細菌，促進排便，發揮解毒作用，消除有害物質與致癌物質的威脅。

❸增強免疫力

舉例來說，胡蘿蔔與南瓜的β－胡蘿蔔素可活化NK細胞、T細胞與巨噬細胞，提升免疫力。此外，β－胡蘿蔔素可在體內轉化成維他命A，強化黏膜的免疫屏障功能。高麗菜、南瓜富含維他命C，可促進干擾素的分泌，增強免疫力。

❹抑制過敏與發炎

胡蘿蔔與南瓜的β－胡蘿蔔素，和南瓜含有的α－生育醇可發揮共同作用，抑制IgE抗體（IgE是過敏反應的起因），預防過敏體質。此外，洋蔥內的槲皮素亦可抑制生成IgE抗體，減緩過敏反應；抑制細胞激素與前列腺素之生成，消除發炎症狀。

❺淨化血液與預防動脈硬化

高麗菜的芐基異硫氰酸酯與洋蔥的槲皮素，具有淨化血液作用，可預防心肌梗塞和腦梗塞。胡蘿蔔與南瓜的β－胡蘿蔔素可避免壞膽固醇氧化，預防動脈硬化。

❻有效降血壓

「常備抗癌蔬菜湯」富含鉀，鉀可將鹽分從腎臟中排出。此外，湯品含有大量食物纖維，可避免鹽分吸收，改善血壓，再加上蔬菜湯並未加鹽，也能達成減鹽目標。

❼改善肥胖、高血糖及高血脂症

蔬菜湯富含食物纖維，飯前喝可阻礙糖分和膽固醇吸收，改善三高。

❽改善腸胃狀態

蔬菜湯富含食物纖維，可促進排便，保護胃部黏膜。

❾防癌作用

富含植化素的湯品可發揮以下四大功效，預防癌症：

1.具有抗氧化作用，可消除傷害基因的活性氧

維他命C（高麗菜、南瓜）：發揮抗氧化作用，保護基因。

異蒜氨酸、槲皮素（洋蔥）：發揮抗氧化作用，保護基因。

α－胡蘿蔔素（胡蘿蔔）：發揮抗氧化作用，保護基因。

β－胡蘿蔔素（胡蘿蔔、南瓜）：發揮抗氧化作用，保護基因。

2. 去除並排出致癌物質

芐基異硫氰酸酯（高麗菜）：促進解毒酵素生成，去除致癌物質毒性。

食物纖維（高麗菜、洋蔥、胡蘿蔔）：促進排出有害物質。

3. 增強免疫力與抑制炎症

β－胡蘿蔔素（胡蘿蔔、南瓜）：活化NK細胞及T細胞。

槲皮素（洋蔥）：抑制發炎，消除罹癌病因。

4. 抑制癌症

芐基異硫氰酸酯（高麗菜）：誘導癌細胞自然死亡（細胞凋亡）。

槲皮素（洋蔥）：直接抑制癌細胞增生。

「常備抗癌蔬菜湯」最棒的優點在於取得方便，並使用隨處可見的蔬菜，就能攝取具有驚人作用的機能性成分「植化素」。各位不妨立刻在家烹煮，體驗植化素的神奇力量吧！

植化素分六大類，各具有不同功效

一般來說，植化素可分成下列六大類，包括：

❶抗氧化物質多酚

大家熟悉的多酚包括紅酒與藍莓富含的花色素苷、大豆含有的大豆異黃酮，以及綠茶內含的兒茶素。

❷硫化合物（蔬菜辣味與香氣成分）

包括山葵、高麗菜、白蘿蔔、青花菜等含有的辣味成分異硫氰酸酯，以及大蒜和長蔥的味道成分半胱胺酸亞碸。

❸類胡蘿蔔素（黃綠色蔬菜含有的色素成分）

像是α－胡蘿蔔素、β－胡蘿蔔素、β－隱黃質、葉黃素、玉米黃素為黃色；番茄紅素、蝦青素、辣椒紅素為紅色；褐藻素為黑色的類胡蘿蔔素。

❹歸類在食物纖維的糖類相關物質

包括香菇內含的β－葡聚糖、褐藻醣膠、果膠等都是，具有抗癌和強化免疫力作用，更因此掀起許多討論話題。

❺胺基酸相關物質

牛磺酸、穀胱甘肽等，都屬於胺基酸相關物質。

❻柑橘類等內含的苦味與香氣成分

包括香蕉內含的丁香油酚、柑橘類內含的檸烯等。

植化素是蔬菜、水果等植物所製造出的天然機能性成分，並非營養素。不僅如此，也是動物無法生成的成分。五大營養素是構成身體各部位的成分，也能製造熱量，是維持生命不可或缺的元素，但攝取過量也會導致疾病。生活習慣病就是最好的例子。

另一方面，植化素可調整各種身體機能，提高抵抗疾病的能力。因此，植化素具備的卓越功效，有助於預防及改善現代人的疾病。

植化素不是營養素，而是「非營養素」。五大營養素在製造熱量時會排出老廢物質活性氧，但植化素是一種機能性成分，可以去除活性氧的毒性、調整免疫力的平衡狀態、抑制癌症生成，對身體而言，具有很好的健康功效。

植化素有八大作用，幫助打造健康！

作用❶抗氧化，預防生活習慣病

你是否因為變胖、腰圍變大及血壓偏高，而被自己的主治醫師提醒「一定要小心生活習慣病」？前幾年生活習慣病還被稱為成人病，主要包括心臟病、高血壓、糖尿病、高血脂症等疾病，但肥胖、癌症也是生活習慣病之一。生活習慣病的起因在於飲食生活、運動、睡眠等不正常的生活習慣，因此得名。

當一個人的生活習慣不正常，體內會大量生成有害的活性氧。「超氧化物」是最具代表性的活性氧，但體內酵素可以去除這類活性氧的毒性。而消除活性氧毒性的作用即稱為「抗氧化作用」。

有高度抗氧化力的植化素

多酚	紅酒 紫色芋頭 紫蘇 草莓	花色素苷
	蔓越莓 葡萄籽	原花青素
	綠茶	兒茶素
	芝麻	木酚素　※ 芝麻素等成分的統稱
類胡蘿蔔素	胡蘿蔔	α - 胡蘿蔔素
	胡蘿蔔 南瓜	β - 胡蘿蔔素
	番茄 西瓜	番茄紅素
含硫化合物 （半胱胺酸亞碸類）	大蒜	大蒜素 阿霍烯
	洋蔥 長蔥	異蒜氨酸
	韭菜	甲基蒜胺酸

作用❷有效解毒，淨化有害物質

現代社會很難完全預防食品添加物、農藥、廢氣等外來的有害物質入侵體內，將所有有害物質完全排出體外雖然很重要，但在排出前一定要先去除有害物質的毒性，轉換成容易排出的型態。

這一連串過程稱為「detox」，這個詞彙兼具「解毒」與「排毒」的意義。先將有害物質無毒化，讓應該排出體外的物質可輕易溶於水，這個步驟可使老廢物質透過汗水與尿液排出體外。

「肝臟」是人體最大的器官，在解毒過程中處於最「上游」的位置，擔負起治本的角色。肝臟至少影響身體五百種以上的機體功能，就像是聯合企業般發揮合縱連橫的功效。其最重要的功效之一，就是「去除體內毒素」的解毒作用。

解毒要經歷幾個過程，首先由酵素發揮藥理的阻斷作用，再轉換成容易溶於水的型態（水溶性中間產物），每個階段都由不同酵素發揮作用。當有害物質大量進入人體，解毒酵素無法及時發揮作用，就會來不及完成解毒過程。此外，**年齡增長與肝硬化等疾病也會降低酵素活性**。

左頁表格中列出的植化素，可幫助肝臟發揮解毒功效。

可活化解毒酵素的植化素

多酚	薑黃 咖哩粉	薑黃素
	西芹	瑟丹內酯
含硫化合物 （異硫氰酸酯）	青花菜	萊菔硫烷
	高麗菜	苄基異硫氰酸酯 苯乙基異硫氰酸酯
	白蘿蔔 山葵	異硫氰酸烯丙酯
含硫化合物 （半胱胺酸亞碸類）	大蒜	二烯丙基二硫 二烯丙基三硫
胺基酸相關物質	蘆筍	穀胱甘肽

作用❸提升免疫力，遠離感冒

經常感冒，感染念珠菌、疱疹，一感到疲累就會長帶狀疱疹或口內炎發作，常出現以上症狀或經常容易生病的人，很可能是免疫力衰退的高風險群。

淋巴球與顆粒球都是白血球的一種，也是架構人體免疫系統的重要成員，統稱為「免疫細胞」。提升免疫力的關鍵在於增加免疫細胞數量，或增強免疫細胞的活性。不少植化素都有助於提升免疫力。

此外，食物、花粉與塵蟎會引發身體過度反應，啟動免疫機制，產生過敏症狀。發炎性疾病則會導致免疫系統劇烈攻擊自己的身體。因此，攝取植化素有助於抑制這些因免疫力失衡所引起的症狀與疾病。

透過植化素提升免疫力後，能帶來的健康功效如下：

❶抵抗病原體與癌細胞，強化免疫細胞，增強攻擊力。
❷維持免疫活性，保持對抗病原體與癌細胞的能力。
❸抑制失控的免疫系統，強化減緩過敏反應與發炎症狀。

強化免疫力、增強攻擊力的植化素

多酚	薑	薑醇	增加白血球數量，提升攻擊力
含硫化合物（半胱胺酸亞碸類）	大蒜	大蒜素	活化 NK 細胞 *1
類胡蘿蔔素	胡蘿蔔	β－胡蘿蔔素	活化 NK 細胞、T 細胞、巨噬細胞
糖類相關物質	菇類	β－葡聚糖	活化 NK 細胞、樹突狀細胞 *2
	海藻類	褐藻醣膠	
香氣成分	香蕉	丁香油酚	增加白血球數量
維他命	高麗菜	維他命 C	促進干擾素之生成與分泌

＊ 1. NK 細胞：自然殺手細胞，是一種可破壞受到感染或壓力受損細胞的免疫細胞。
＊ 2. 樹突狀細胞：是一種吃病原體的巨噬細胞，也是將病原體資訊傳遞給第二防衛部隊的免疫細胞。

維持免疫活性，保持免疫力的植化素

類胡蘿蔔素	胡蘿蔔	β－胡蘿蔔素	活化 T 細胞與巨噬細胞，轉換成維他命 A，強化皮膚與黏膜的免疫屏障
	蝦子、螃蟹、鯛魚	蝦青素	預防壓力導致的免疫力衰退
糖類相關物質	菇類	β－葡聚糖	活化樹突狀細胞
	海藻類	褐藻醣膠	
	芋頭 山藥	黏液素	提高免疫機能
維他命	高麗菜	維他命 C	促進干擾素之生成與分泌
	海苔 辣椒	維他命 B_2	免疫細胞再生、保護黏膜
	辣椒 蒟蒻、蕎麥麵	維他命 B_6	維持正常免疫力
其他	蒟蒻 牛蒡、南瓜	食物纖維	調整腸道免疫

抑制過敏與抗發炎的植化素

黃酮類化合物多酚	洋蔥	槲皮素	抗過敏作用：抑制 IgE* 之產生 抗發炎作用：抑制細胞激素與前列腺素之生成
	青椒	木犀草素	抗過敏作用、抗發炎作用：抑制白三烯之產生
	柚子與橘子皮的白色纖維部分	橙皮苷	抗過敏作用、抗病毒作用
	蔓越莓 葡萄籽	原花青素	抗過敏作用、減緩發炎
非黃酮類化合物多酚	薑	薑醇	抗過敏作用、抗發炎作用

＊ IgE：存在於血液和體液中，與病原體奮戰的抗體，屬於免疫球蛋白的一種。結合肥大細胞，引發各種症狀。當血液中 IgE 值越高，過敏症狀越強烈。

作用❹ 幫助清除所有致癌因子

當人體細胞分裂增生到某種程度，完成自己的任務即自然死亡（細胞凋亡），這是每個細胞都會經歷的過程。樹葉在秋天枯萎凋零，蝌蚪尾巴在轉變成青蛙的過程中消失，都是必經的細胞死亡造成的現象。細胞分裂會複製基因資訊，增加細胞數量，但複製過程也可能因為某些原因發生錯誤。每天因為複製錯誤產生的異常細胞約五千到六千個，這就是癌細胞的起源。

複製錯誤會產生基因異常，誘導細胞自然死亡，但這也是導致癌細胞異常增生的原因。

癌細胞生成需經歷「引信」與「促進」過程，前者是活性氧與致癌物質導致細胞產生複製錯誤，後者則是沒有自然死亡的異常細胞轉變成癌細胞。此外，免疫力衰退也是原因之一。植化素可將上述罹癌條件重新歸零，並透過四大作用有效預防癌症。

這四大作用包括：抗氧化、解毒、提升免疫力，以及直接抑制癌症。

發揮抗氧化力保護基因，抑制癌症發生的植化素

黃酮類化合物 多酚	紅酒 紫色芋頭 紫蘇	花色素苷
	大豆	大豆異黃酮
	洋蔥	槲皮素
	韭菜 青花菜	山柰酚
	綠茶	兒茶素
非黃酮類化合物 多酚	芝麻	芝麻素
	咖啡	綠原酸
	米糠 糙米 咖啡	阿魏酸
	紅酒	白藜蘆醇
類胡蘿蔔素	胡蘿蔔	α－胡蘿蔔素
	胡蘿蔔 南瓜	β－胡蘿蔔素
	溫州蜜柑	β－隱黃質
	番茄 西瓜	番茄紅素
	羊栖菜	褐藻素

發揮解毒作用，及預防罹癌的植化素

黃酮類化合物 多酚	西芹	瑟丹內酯
非黃酮類化合物 多酚	薑黃 咖哩粉	薑黃素
含硫化合物 （異硫氰酸酯）	青花菜	萊菔硫烷
	高麗菜	苄基異硫氰酸酯 苯乙基異硫氰酸酯
	白蘿蔔 山葵	異硫氰酸烯丙酯
含硫化合物 （半胱胺酸亞碸類）	大蒜	二烯丙基二硫 二烯丙基三硫
胺基酸相關物質	蘆筍	穀胱甘肽

增強免疫細胞，能攻擊癌症的植化素

非黃酮類化合物 多酚	薑	薑醇	增加白血球數量，提高攻擊力
含硫化合物 （半胱胺酸亞碸類）	大蒜	大蒜素	活化 NK 細胞
類胡蘿蔔素	胡蘿蔔	β－胡蘿蔔素	活化 NK 細胞、T 細胞、巨噬細胞；維他命 A 保護黏膜
糖類相關物質	菇類	β－葡聚糖	活化 NK 細胞與樹突狀細胞，攻擊癌細胞
	海藻類	褐藻醣膠	活化 NK 細胞，攻擊癌細胞
香氣成分	香蕉	丁香油酚	增加白血球數量，活化巨噬細胞

植化素能直接抑制癌症，使癌細胞自然死亡

● 抑制癌細胞增生的植化素

黃酮類化合物 多酚	大豆	大豆異黃酮	抑制乳癌與前列腺癌的成長
	洋蔥	槲皮素	抑制癌細胞增生
	綠茶	兒茶素	
	紅茶	茶黃素	
類胡蘿蔔素	西瓜 番茄	茄紅素	抑制前列腺癌與肺癌增生
	羊栖菜	褐藻素	抑制癌細胞增生

● 誘導癌細胞凋亡（自然死亡）的植化素

含硫化合物 （異硫氰酸酯）	大白菜	二吲哚甲烷	誘導癌細胞凋亡 （自然死亡）
	高麗菜	苄基異硫氰酸酯 苯乙基異硫氰酸酯	
	山葵	異硫氰酸烯丙酯	
含硫化合物 （半胱胺酸亞碸類）	大蒜	大蒜素 阿霍烯 二烯丙基二硫	終止癌細胞分裂，誘導癌細胞凋亡

作用❺淨化血液，預防動脈硬化

日本人的三大死因依序為「癌症」、「心臟疾病」與「腦血管疾病」，癌症依舊盤據死因排行榜第一。相信各位都很清楚癌症有多恐怖（編按：台灣人的三大死因依序為癌症、心臟疾病及肺炎，腦血管疾病則是第四名，顯示台灣與日本的狀況相似）。

話說回來，第二名與第三名分別是心臟疾病與腦血管疾病，儘管生病的器官（心臟和腦部）不同，但這兩大疾病皆起因於血管障礙和血流障礙。

當血壓過高、中性脂肪和膽固醇過多，加上生活作息不正常，血管就會失去彈性（動脈硬化），形成動脈粥樣硬化（血管壁有膽固醇塊沉積），容易受損，血液也變得黏稠混濁。最後就會形成血栓，堵塞血管，引發致命危機。植化素是預防這類恐怖疾病的功臣之一。

血栓就是血塊，血液只要不凝固就不會堵塞血管。植化素可抑制血小板作用，避免血液凝固。此外，還可預防血管內的壞膽固醇氧化，避免血管壁有粥樣斑塊沉積。

淨化血液的植化素

黃酮類化合物 多酚	洋蔥	槲皮素
	紅酒	花色素苷
	紫蘇	蘆丁
含硫化合物 （半胱胺酸亞碸類）	大蒜	二烯丙基三硫 甲基烯丙基化三硫 阿霍烯 二硫環己烷
含硫化合物 （異硫氰酸酯）	山葵 白蘿蔔	異硫氰酸烯丙酯
	高麗菜	苄基異硫氰酸酯 苯乙基異硫氰酸酯

預防壞膽固醇氧化的植化素

黃酮類化合物 多酚	紅酒	花色素苷
	紅茶	茶黃素
非黃酮類化合物 多酚	芝麻	芝麻素 芝麻林素
	芝麻油	無醣基之芝麻木酚素 芝麻酚
	咖啡 紅酒	綠原酸 白藜蘆醇
含硫化合物 （半胱胺酸亞碸類）	大蒜	大蒜素
類胡蘿蔔素	胡蘿蔔 南瓜	β-胡蘿蔔素
	溫州蜜柑	β-隱黃質
	番茄	番茄紅素

作用❻燃燒脂肪、促進代謝，可幫助瘦身

各位是否也曾捏著自己凸出的小腹贅肉，懷疑自己為什麼這麼胖？以前我也有這樣的困擾。各位不妨和我一起思考：「我為什麼會變胖？怎麼做才能瘦下來？」

無論是心臟跳動或呼吸，人類維持生命活動需要消耗熱量。熱量就像汽車的汽油一樣，人類從飲食攝取熱量，維持身體運作。此外，大家都知道顯示熱量的單位是卡路里。

若我們一整天什麼事都不做，維持生命活動的最低卡路里稱為「基礎代謝」。但實際上我們會走路或運動，做各種事情，因此我們需要比「基礎代謝」更多的熱量。

此外，若將我們一整天做的所有事情消耗的熱量稱為「必需熱量」，當我們攝取的熱量多於必需熱量，多餘的熱量就會變成脂肪累積在體內，使我們「發胖」。

若消耗熱量超過攝取熱量，原本累積在體內的脂肪就會分解，轉換成熱量，使我們變瘦。

植化素具有減肥效果，有助於促進熱量的消耗。例如：辣椒的辣味成分辣椒素、

薑的辣味成分薑醇以及大蒜的香氣成分大蒜素，皆是可提升代謝，促進體脂肪燃燒的成分。

此外，根據最近的研究，番茄含有的植化素「13-oxo-ODA」可「打開」基因開關，活化酵素，代謝脂肪，有效降低中性脂肪數值。這種植化素對於中高齡族群的健康大敵「脂肪肝」，也有不錯的改善效果。

事實上，我因為飲用富含植化素的「常備抗癌蔬菜湯」，健康地瘦了十五公斤。

燃燒脂肪，具有減肥效果的植化素

辣椒	辣椒素	可促進腎上腺分泌腎上腺素，提高代謝，幫助燃燒體脂肪
薑	薑醇	可活化交感神經，提高代謝，幫助燃燒體脂肪
大蒜	大蒜素	大蒜素若結合維他命 B_1，會形成蒜硫胺素；兩個以上的大蒜素結合則會生成二烯丙基二硫，誘導去甲基腎上腺素分泌，燃燒中性脂肪，減少體脂肪
番茄	13-oxo-ODA（類似亞麻油酸的不飽和脂肪酸）	研究報告指出，其可打開基因開關，活化代謝脂肪的酵素，降低中性脂肪數值，有效改善脂肪肝

作用❼預防大腦、眼睛與骨骼老化

「年紀大了，自然就會老化！」——相信沒人懷疑這一點。不過，就算年齡相仿，有些人肌膚光滑，思維敏捷；有些人一看就知道年事已高。究竟為什麼會產生如此大的差異？關於人類的老化機制，科學家還有許多未解之謎。現在已經釐清的是，**細胞持續受損就會引起老化**。

細胞受損的原因中，最為人熟知的是「細胞氧化」。進入體內的部分氧氣轉化成「活性氧」，與脂質結合導致細胞氧化。氧化會破壞細胞，使肌膚真皮層的膠原蛋白硬化，失去彈性，加速老化。

人無法避免老化，但可以減緩老化速度。植化素的抗氧化作用可預防身體氧化，推遲老化進程。此外，植化素的解毒作用也能從體內預防老化。

不僅如此，只要達到血液淨化和預防動脈硬化，也能避免血管老化。植化素的抗老化效果也有目共睹，可預防大腦、眼睛與骨骼等身體各部位的老化現象。

預防大腦老化的植化素

黃酮類化合物多酚	草莓	黃櫨素	增強記憶力，預防罹患阿茲海默症
	紅茶	茶黃素	預防伴隨年紀增長而形成的失智症
非黃酮類化合物多酚	紅酒	白藜蘆醇	降低罹患失智症、阿茲海默症的風險
	迷迭香	鼠尾草酸	改善記憶力，預防腦缺血引起的神經細胞死亡
	糙米咖啡	阿魏酸	改善阿茲海默型失智症

預防眼睛老化的植化素

黃酮類化合物多酚	藍莓	花色素苷	有助於再合成感應光線的蛋白質「視紫質」，改善對黑暗的適應度
類胡蘿蔔素	菠菜	葉黃素	改善老年性黃斑部退化與白內障
	玉米	玉米黃素	
	溫州蜜柑	β-隱黃質	預防老化造成的視力衰退

預防骨骼退化的植化素

黃酮類化合物多酚	大豆	大豆異黃酮	預防骨質疏鬆症
	青花菜綠茶	山柰酚	

作用❽平衡自律神經，紓緩壓力

壓力指的是「受到各種外在刺激，對自己的心理與身體造成負擔所產生的扭曲狀態」，或指「長期忍受自己討厭的事情，心中累積許多無法處理的情緒之狀態」。

當壓力導致自律神經失調，荷爾蒙就會失衡，使代謝變差，情緒變焦躁。

若長期持續，就會罹患胃潰瘍、胃癌、大腸激躁症、身心症及憂鬱症等許多疾病。

不過，某些植化素有助於減緩壓力，改善疾病的效果很好。

紓緩壓力的植化素

薑	α-蒎烯	刺激大腦皮質，紓緩壓力
德國洋甘菊	桉葉油醇	促進安眠
荷蘭芹 西芹	芹菜苷	能紓緩過敏神經，達到神經鎮靜、抗不安及精神安定作用
西芹	瑟丹內酯	具有抗發炎作用，紓緩頭痛

第2章的重點

1 植化素是由植物製造的天然機能性成分

具有抗氧化、消除有害物質毒性、強化免疫力、抑制罹癌等功效，是可發揮重要作用的機能性成分。

2 植化素是為健康把關的守門員

植化素具有媲美五大營養素（蛋白質、醣類、脂質、維他命、礦物質）的重要保護功能。

3 常備抗癌蔬菜湯

富含植化素的湯品是哈佛大學的研究結晶，其研發目的就是希望透過日常飲食來攝取蔬菜中的植化素。

4 植化素中的六大種類成分

① 多酚　② 含硫化合物　③ 類胡蘿蔔素
④ 糖類相關物質　⑤ 胺基酸相關物質　⑥ 香氣成分

5 植化素的主要機能

- 抗氧化
- 解毒
- 提升免疫力
- 抑制罹癌
- 有利減肥
- 淨化血液，預防動脈硬化
- 紓緩壓力
- 抗老化

我的孩子跟我說：「妳已經過年六十了，要多多保重身體。」聽了他的話之後，我決定接受健康檢查。

距離上一次健康檢查已經隔了好幾年，檢查結果發現「有罹患B型肝炎與肝硬化之虞」，立刻請肝臟專科醫師高橋醫師幫我做進一步檢查。

由於檢查結果顯示，我也可能罹患肝癌，於是我帶著醫師的介紹信，前往綜合醫院接受精密檢查。最令我恐懼的事實發生了，醫師確診我罹患肝癌。

「唉，我的人生要結束了嗎？」檢查結果令我萬念俱灰，後來我發現高週波可以治療肝癌，立刻接受治療。

我每三個月都要去綜合醫院一次，確認治療狀況。於是我決定請高橋醫師幫我治療B型肝炎。

此時，高橋醫師指導我飲用「常備抗癌蔬菜湯」。我依照醫師的指示自己煮蔬菜湯，充分感受到蔬菜的原始美味。

喝湯後肝癌不再發作，還瘦了15公斤！

60多歲●女性

過去曾令我萬念俱灰的肝癌如今並未惡化，肝功能指數也沒有任何異常。剛開始複檢時內心都會感到七上八下，現在反而十分期待結果。

自從我開始喝「常備抗癌蔬菜湯」，不只改善肝功能，就連長年困擾我的高血壓與便祕也不藥而癒。隨著年齡增加的體重也在短短半年內，健康地減少十五公斤。

高橋醫師對我說：「妳現在看起來比以前開朗多了。」我的心態也變得積極樂觀。接下來，我還想挑戰各種不同的新事物。

感謝「常備抗癌蔬菜湯」改變了我的想法，我的生活再也不能缺少它的陪伴。

第3章

強化免疫力，身體再也不生病！

我們的生活中充滿無數眼睛看不見的細菌與病毒，我們每天呼吸、享受大地和海洋的恩惠，但無論如何保持清潔，病原體還是會附著於肌膚上，入侵人體。各位不妨想像一個世界，這個世界存在著無數隨時都會危害我們的「敵人」。

我們身處在如此危險的環境，「免疫」是保護我們不可或缺的重要機制。

平時我們幾乎未曾察覺「免疫」機制在運作，無論是消除身體疲勞、發燒痊癒或傷口在不知不覺中結痂，這些所有人都經歷過的身體變化，被我們視為理所當然的事情。

儘管人類過於習慣「免疫」機制的存在，不過，如果我們開始對「免疫」機制感興趣，想了解它的運作過程，絕對會驚嘆人體的神奇奧祕。

「免疫系統究竟是什麼？」

請各位帶著這個單純的疑問閱讀本章，你會發現我們真的很不了解自己的身體，不僅如此，我們也不了解自己做的事對身體造成多大危害。閱讀本章不僅能理解「免疫」系統的驚人功能，也會發現「免疫」系統有多脆弱，非常容易遭到破壞。

富含植化素的「常備抗癌蔬菜湯」能強力支援「免疫」系統，因此，了解「免疫」系統對我們的人生與健康都有極大好處。

什麼是「免疫力」？

是保護身體的必要機制

「免疫」就是免除疫病，這兩個字也充分顯示即使病勢凶猛，「只要得過一次，就不會再次罹患相同疾病」的特性。

「不會再次罹患得過的疾病」究竟是什麼意思？假設你是一名體育選手，每次比賽都要與對手正面對決。比賽時若遇到初次對戰的對手，戰勝對方的難度較高。那是因為你不清楚對方擅長什麼招式，也不知道對方有什麼習慣。

不過，若是第二次遭遇的對手，對決難度就會降低許多。那是因為在第一次對戰時你吃足了苦頭且記取教訓，掌握了對方的攻擊型態。

免疫也是相同道理。遇到第一次對戰的病原體，對抗過程相當慘烈，但免疫系統會在此時記住敵方的一切。等到第二次對戰時，就能防禦對手的攻擊，還能精準攻擊對方的弱點，擊退病原體，再也不會染上相同疾病。即使罹患相同疾病，症狀也很輕微，很快就能恢復健康。

誠如上述所說，免疫系統會確實記住對戰過的敵人，避免我們染上相同疾病，此特性稱為「免疫記憶」。

利用此免疫特性預防感染疫疾的藥品稱為「疫苗」。若曾接種過流行性腮腺炎、麻疹、水痘等傳染病疫苗，都已受到減弱毒性的病原體輕度感染，因此可避免再次感染。免疫細胞會記住無數病原體資訊，以便身體下次遭受相同病原體侵襲時，病情不會變嚴重。

「免疫」是保護身體免受病原體侵襲的必要機制。我們必須打造讓免疫功能容易發揮作用的身體環境，使免疫功能徹底運作。除了養成正確的生活習慣，也要注重飲食。因此每天喝本書介紹的「常備抗癌蔬菜湯」，就是增強免疫細胞的方式之一。

為什麼要「提升免疫力」？

我們常說「提升免疫力」，在你的想像裡，提升免疫力究竟是怎麼一回事？不感冒、不感染肺炎、預防病毒與細菌入侵身體等，各位可能會認為提升免疫力就是「增強對病原體的攻擊力」；或是「增強對癌症的攻擊力」，讓自己遠離癌症。話說回來，提升免疫力是否真的能讓我們不再生病？

各位不妨想像如下的情形：

有三個人在一間會議室裡開會，A先生是一名充滿體力與氣力，很少生病的年輕人，從未接種過流感疫苗。B先生是一名不可劇烈運動的年長者，每年都會接種流感疫苗。C先生從今天早上開始輕微發燒，出現喉嚨痛、咳嗽等症狀，但還是打起精神開會。從種種跡象來看，C先生應該是罹患了流行性感冒。

這三人在窗戶緊閉的會議室裡共度一段時間，各位認為A先生與B先生中，哪一位很可能會被C先生傳染流行性感冒？

乍看之下，年紀大、體力差、看似免疫力較弱的 B 先生最有可能得到流行性感冒，但實際上，感染流行性感冒機率較大的人是體力最好、年紀最輕的 A 先生。

從這個例子可以發現，即使是年長、體力差的人，只要接種流感疫苗，就不會感染流行性感冒。

總而言之，「提升免疫力」就是讓自己對於從未罹患的疾病產生免疫能力，也是打造容易獲得免疫能力的身體環境。

雖然接種疫苗很重要，**但若沒有事先打造有助於包括疫苗在內，讓免疫力順利運作的身體環境，再有效的免疫力也無法發揮作用。**

不僅如此，當免疫系統過度反應，就會引發花粉症、異位性皮膚炎等過敏疾病。有時也會導致免疫系統攻擊自己身體的類風濕性關節炎、結締組織疾病等發炎性疾病。「提升免疫力」可以遏止失控的免疫系統，增強減緩過敏與發炎的健康功效。

生活中不經意的小習慣，是免疫力下降的主因

「容易感冒」、「疱疹經常發作」、「有時腹瀉」、「容易罹患口內炎」——這些都是生活中常見的身體變化，也是免疫力降低時容易引起的症狀，相信許多讀者都有這方面的困擾。我們的健康十分倚賴免疫系統，倚賴程度超乎我們的想像。

雖然本書目的是要藉由植化素提升免疫力，但免疫力降低的原因也不容小覷。有些原因顯而易見，有些原因一般人根本不認為那是問題，看完這一篇後，相信各位一定會從生活中意想不到的地方，找到自己免疫力降低的原因。

❶老化：年紀大易感冒，影響免疫力

與年輕時相較，現在很少活動身體；罹患老花眼，看東西老是看不清楚；耳朵重聽的情形越來越嚴重……，應該很多人都有以上困擾。免疫力也是相同道理，年齡越大，免疫力就會越低。

根據研究，人體免疫力在二十到三十歲之間達到高峰，四十歲以後只有巔峰期的

一半。有鑑於此，過了四十歲之後，隨著年紀增長，年輕時可以輕鬆治癒的疾病也會變得難以應付，罹癌風險也會提高。

幫助我們遠離疾病的免疫功能是由許多免疫細胞構成。免疫細胞是由骨髓的造血幹細胞與胸腺製造而成，當我們年齡越大，骨髓與胸腺就會萎縮，越來越難製造免疫細胞，免疫力自然就會降低。

免疫機能老化會讓我們容易感冒，一旦染病就會變得很嚴重。舉例來說，六十歲以上感染流行性感冒的死亡率遠比其他年齡層高，因此醫界都將流行性感冒視為「老人生命中最後罹患的疾病」。

❷肥胖：體重過重，會使免疫力衰退

因為太胖覺得穿衣服不好看而立志減肥的你，姑且不論你的動機如何，你正在做對自己健康有益的事情。

體重變重不只增加骨骼與關節負擔，傷害腰部與膝蓋，還會提升罹患糖尿病、高血壓、高血脂症、大腸癌與乳癌等許多癌症的發生率。超過豐腴體型的肥胖，是增加各種疾病風險的萬惡淵藪。

根據一項報告指出，新型流感死亡患者與流感重症患者的肥胖比例偏高。原因在於肥胖者的免疫功能低下，對於流行性感冒的防禦力較差。

此外，另一項研究報告也指出，內臟脂肪較高者在做完大腸癌手術後，容易感染肺炎，傷口也容易化膿。由此可知，過度肥胖會導致調節免疫機能的細胞激素失調，影響免疫功能的正常運作。

不正常的生活習慣也是需注意的重點。人體是透過生理時鐘調整生活作息，以控制自律神經與荷爾蒙分泌。生活作息不正常會影響生理運作，降低免疫力，增加代謝症候群與各種癌症發生的風險。

❸壓力：當煩惱與憂慮變多，就要提高警覺

大家常說「壓力是人生的調味料」，適度的緊張感確實有助於提高個人能力。但是當壓力變大且持續很長一段時間，就會開始影響免疫力。

日本三一一大地震時，所有受災戶都處於龐大壓力之下。長期住在避難住宅，也就是臨時組合屋裡的生活延長了壓力狀態，有些人甚至因此身體失調而死。如果你覺得「壓力只是情緒問題」，完全忽視其嚴重性，就會造成無法挽回的悲劇。

病原體入侵身體之後，身體有各種抵抗方法，其中之一便是使出「抗體」這項武器，去除病原體的力量。此抗體是由蛋白質製造的免疫球蛋白，當人處於強大壓力下，免疫球蛋白中有效預防細菌和病毒感染的免疫球蛋白A就會衰退。

此外，扮演攻擊癌細胞的先鋒，即免疫細胞（NK細胞），其活力也會減弱。

❹菸酒：對身體無益，並提高罹癌風險

雖是老生常談，但吸菸「百害而無一利」是不爭的事實。我建議各位癮君子，看完本書後請務必立刻戒菸。

吸菸對人體影響很大，包括「尼古丁使血管收縮，阻礙血流循環」、「減少免疫細胞淋巴球數量」、「降低免疫細胞巨噬細胞的功能」、「減少唾液分泌」、「從支氣管與肺部排出異物的絨毛功能下降」、「消耗可提升免疫力的維他命C」、「吸進大量有害物質，麻痺免疫機能」等。

古人有云：「酒為百藥之長。」飲酒過量危害身體是大家都知道的道理。酒精經過肝臟分解後，轉換成劇毒物質乙醛。乙醛會傷害人類的染色體與基因，提高癌細胞生成的風險。目前已知飲酒過量會大幅降低免疫細胞的力量。

❺暴飲暴食、偏食：飲食隨便會降低免疫力

各位小時候一定常聽父母或大人提及「吃飯吃八分飽」、「什麼都要吃，不可挑食」等，聽慣之後，幾乎不會懷疑這些話的真實性。事實上，從免疫力這一點來看，這些話頗具意義。

暴飲暴食與營養失衡的飲食會降低免疫力，由於蛋白質是擊退病原體的免疫細胞與抗體原料，因此攝取富含優質蛋白質的均衡飲食，可活化免疫細胞。

免疫力需要靠各種營養素維持，除了均衡攝取蔬菜、水果、豆類與未經精製處理的全穀物，不挑食與不偏食才是重要關鍵。

❻食品添加物、抗細菌藥：要少吃，避免破壞腸道環境

雖然希望各位不要挑食，注重均衡飲食，避免免疫力衰退，但並非「什麼都能吃」。過量攝取加工食品、延長保存期限的添加物，以及抗生素等醫藥品，會削弱免疫力的功能。

食物進入身體之後在腸道進行消化，吸收營養，因此腸道也是最容易遭遇病毒和細菌侵襲的地方。

由於這個緣故，腸道是全身上下免疫細胞最集中，鋪設強力防衛網的堡壘。這道免疫防衛網最強大之處就是調整腸道環境。

值得注意的是，食品添加物會增加傷害身體的壞菌數量，抑制調整腸道環境的好菌生長。這會導致腸內的好菌與壞菌失衡，降低免疫力。

此外，一般認為抗生素可與免疫細胞一起對抗病毒，預防感染，但根據研究，抗生素不只會消滅不好的細菌，還會擊退有益身體的細菌，改變免疫細胞功能。不過，藥物都有副作用，過度依賴抗生素是不好的行為。

❼睡眠不足：睡不飽就容易生病，使免疫力下降

研究發現，熬夜、睡眠品質不佳的人免疫力較低。睡眠時間不足七小時的人，罹患感冒的機率是睡眠時間超過八小時的人的三倍左右。

當一個人有睡眠問題，遇到病原體入侵時，不僅免疫細胞功能衰退，無法率先出征擊退敵人，還會降低製造抗體的功能，無法消除病原體的威脅。

有趣的是，當免疫功能無法發揮作用，不幸感冒時，各位是否會覺得很想睡呢？這是因為免疫細胞會分泌一種讓人入睡的荷爾蒙，名為「細胞激素」。只要睡眠充足，

就能恢復免疫細胞功能。

許多人工作繁忙時會犧牲自己的睡眠時間，事實上，若從工作效率和身體健康著想，保持充足睡眠才是最好的方式。

❽缺乏運動與激烈運動：過與不及，都有害健康

各位是否曾經因為聽說運動有益健康，就忍不住過度運動？運動可說是打造健康身體的基礎，但若運動過度，反而跟缺乏運動一樣危害身體。

各位可能覺得運動員的免疫力都很高，事實上並非如此。報告指出，剛跑完馬拉松的人運動後罹患感冒的機率，是不跑馬拉松的人的二到六倍。

如果不是為了創紀錄或奪下獎牌，建議各位適度運動即可。

❾寒涼體質：體溫低一度，免疫力降三成

許多人都有手腳冰冷，導致健康失調的問題。「寒涼體質」也是壓力的一種。身體寒涼血管就會收縮，血液循環變差，便難以運送營養與免疫細胞白血球，進而導致免疫力下降。

接著會出現偏頭痛、肩膀僵硬、疲勞感等各種症狀，甚至引發感冒等疾病。根據研究，平均體溫低一度，免疫力就會下降三到四成。

隨著年齡增長，免疫力就會下降，這是無法避免的事情。但還是可以透過改善生活習慣等方式提升免疫力。注意會讓免疫力衰退的原因，是度過健康愉快生活的重要關鍵。

不想生病？一定要認識「免疫系統」

免疫細胞各有不同功能，如同身體的防禦隊

接下來將介紹讓植化素增強的免疫機能，同時也會粗略解說免疫系統的運作機制。內容可能稍嫌艱深，但讀完後將有豁然開朗的感覺。歡迎各位一邊喝著美味的「常備抗癌蔬菜湯」，一邊翻閱內容。

●白血球的作用是：擊退病毒和細菌

人體血液中除了清液成分血漿之外，還有紅血球、白血球與血小板等血球。

紅血球負責將從肺部吸入的氧氣運送至身體各處；血小板則會在血管受損部位形

血液的細胞成分

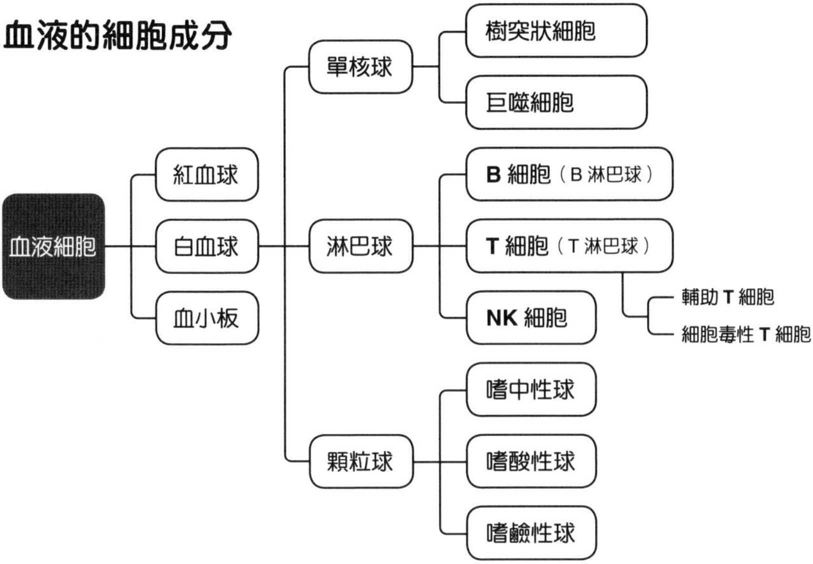

成名為血栓的血塊，避免血液滲漏至血管之外，達到止血作用。

白血球則是本書的主角，也就是免疫細胞。負責保護身體，避免病原體的傷害。雖然統稱為免疫細胞，事實上免疫細胞有許多成員，分別發揮不同的作用。

免疫細胞大致可分成以下三大類：

第一類是細胞體積最大的白血球，也是外表長得像變形體的「單核球」。與其他血液成分一樣，單核球也是由骨髓製造出來的，但進入細胞組織之後，就會變成巨噬細胞、樹突狀細胞等負責免疫工作的細胞。

第二類是白血球中約占二成五、淋巴液的主要成分「淋巴球」。淋巴球在骨髓與胸腺處生成，轉變為B細胞、T細胞等免疫細胞。攻擊癌症腫瘤的NK細胞也屬於淋巴球的一種。

第三類是細胞中含有殺菌成分的顆粒，名為「顆粒球」。可再細分為嗜中性球、嗜酸性球、嗜鹼性球三種。

上述免疫細胞分別負責執行不同任務，包括巡迴身體各處，一旦發現病原體入侵就立刻抵抗的巡邏隊，以及當巡邏隊奮力抗戰時，負責統合裝備，建構萬全體制的後援隊等，以分工合作的方式保護人體健康。

「免疫細胞」如何擊退病毒及細菌？

就像每個人都有自己擅長之處，每一種免疫細胞都有自己的絕招。而且還會利用獨樹一格的戰鬥方式，將絕招發揮至極致，擊退病毒與細菌。話說回來，這些免疫細胞究竟身懷什麼樣的絕招？

答案就是吃掉病原體、製造抗體擊退病原體，以及破壞感染病原體的細胞等三大方式，如下：

●吞噬病原體

第一招是吞噬（吃掉）所有入侵身體的病原體。在免疫細胞族群中，這是巨噬細胞、嗜中性球與樹突狀細胞的戰鬥方式。

巨噬細胞的原文是Macrophage，macro是「巨大」、phage是「吞吃」的意思。顧名思義，巨噬細胞是專吃病原體的大胃王免疫細胞。當異物進入人體，巨噬細胞會以最快的速度找到異物，吞噬異物並消化殆盡。儘管看起來有些怪異，但因為它什麼都吃，所以取名為巨噬細胞。

此外，巨噬細胞還有其他重要作用，例如異物入侵身體時，它會立刻通知其他免疫細胞一起抗敵。而且發出通知之後，嗜中性球會率先回應。

嗜中性球占白血球整體的四成五到七成。相較於巨噬細胞什麼都吃的特性，嗜中性球專門攻擊細菌和黴菌並將它吃下肚。不僅如此，嗜中性球只要吃飽就會死亡。相信各位曾經看過膝蓋擦傷快痊癒時傷口化膿的情形，這就是與細菌英勇奮戰的嗜中性球生命的最後身影。

樹突狀細胞也是吃病原體的吞噬細胞之一。不過，其最大功用並非吃掉病原體，殲滅敵人，而是吞噬異物，研究其特徵，再將所有資訊精準傳遞給其他免疫細胞。

當巨噬細胞與嗜中性球在前線捕捉吞食敵人之際，樹突狀細胞只俘虜少量敵軍，詳細調查與分析對方的底細。

樹突狀細胞接著前往淋巴結，那裡是淋巴球生成的地方。樹突狀細胞將異物資訊傳遞給在此處待命的T細胞與B細胞等，以非吞食方式擊退敵人的免疫細胞。T細胞與B細胞再根據接收的資訊討論戰法，進而展開攻擊。

●製造抗體以擊退病原體

第二招是製造武器，對抗遊走身體各處的病原體與毒素（抗原）。此武器稱為「抗體」，免疫細胞中唯有B細胞可以製造抗體。

誠如前文所述，B細胞從樹突狀細胞取得病原體資訊，再根據這些資訊製造武器，「抗體」結合病原體即可消除病原體的威脅。在抗體消除病原體的威脅之後，巨噬細胞與嗜中性球就能發揮自己的功用，捕食入侵體內的異物。

●破壞感染病原體的細胞

最後則是找出被病毒感染的細胞並加以破壞。病毒入侵身體細胞中，以此為據點不斷增殖，擴大感染範圍。因此若放任感染細胞不管，最後很可能危及性命。

為了解決這個問題，免疫細胞必須揪出病毒聚集地，也就是感染細胞，破壞屬於身體一部分的感染細胞，避免感染範圍擴大。執行這項任務的免疫細胞是細胞毒性T細胞（或稱殺手T細胞）與NK細胞。

從以上內容可知，免疫細胞發揮自己的特長，使出「吞噬」「製造抗體」「破壞」等戰法，共同保護我們的身體，遠離病原體的威脅。

「免疫系統」如何運作？

免疫細胞天生就有吞噬敵人的能力，這項作用稱為「自然免疫」。吞噬可說是擊退有害物質最有效的方法。相對於此，製造武器（抗體）抵抗入侵人體的敵人、找出感染細胞加以破壞的方式，來自於適應敵人特性的機能，因此稱為「後天性免疫」或「適應性免疫」。

後天性免疫是感染病原體後得到的免疫力，自然免疫在對抗病原體的期間，從敵人身上獲取詳細資料，做好萬全準備後再次出征。

話說回來，免疫細胞為什麼有不同的分工？事實上，有時候光靠自然免疫無法擊退病原體，病毒入侵細胞的情形就是最好的例子。病毒無法獨力增殖，它必須進入生物細胞，利用該細胞的作用增生。

一旦具有這類特性的病毒入侵細胞，自然免疫亦即吞噬細胞就無法找到病毒。此時必須尋求後天性免疫的幫助。因此，自然免疫與後天性免疫共同建構出兩階段防火牆，保護我們的身體。

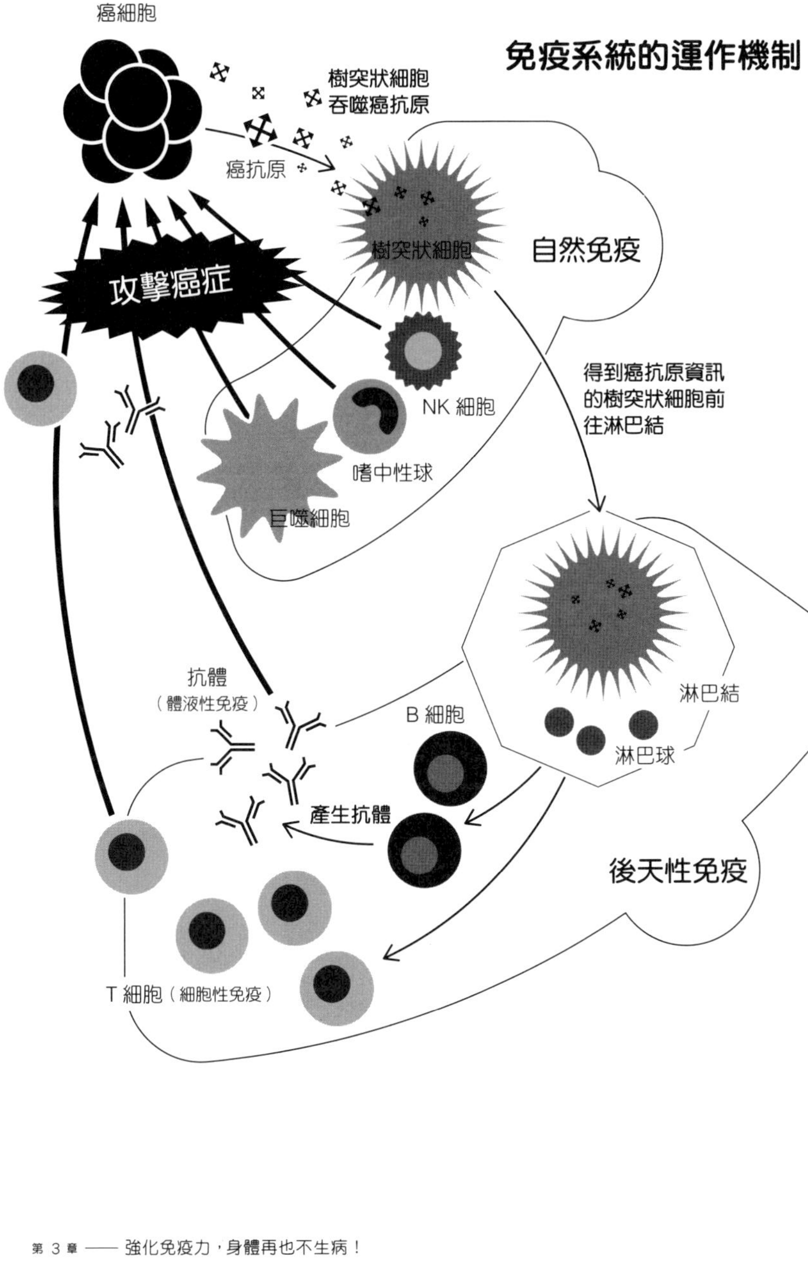

癌細胞
免疫系統的運作機制
樹突狀細胞
吞噬癌抗原
癌抗原
樹突狀細胞
自然免疫
攻擊癌症
NK 細胞
嗜中性球
巨噬細胞
得到癌抗原資訊
的樹突狀細胞前
往淋巴結
淋巴結
淋巴球
抗體
（體液性免疫）
B 細胞
產生抗體
後天性免疫
T 細胞（細胞性免疫）

除了自然免疫，對抗病毒還需要「後天性免疫」

誠如上篇內容所述，自然免疫無法應付入侵細胞的病毒，因此需要後天性免疫的協助。從前線的免疫細胞將敵人的資訊（抗原）交給淋巴球這一刻起，後天性免疫便開始運作。後天性免疫分析病原體資訊後，便使用「細胞性免疫」與「體液性免疫」這兩種方法奮勇抗敵。

•細胞性免疫

淋巴球接收敵人資訊（抗原）後開始活化，轉換成找出感染細胞並加以破壞的細胞毒性T細胞，以及為大胃王巨噬細胞注入活力，增加自然免疫殺菌力的輔助T細胞。如輔助T細胞、巨噬細胞等，由細胞直接運作對抗敵人的方式稱為細胞性免疫。

•體液性免疫

輔助T細胞除了能為巨噬細胞注入活力之外，還有一項更重要的職責，那就是喚

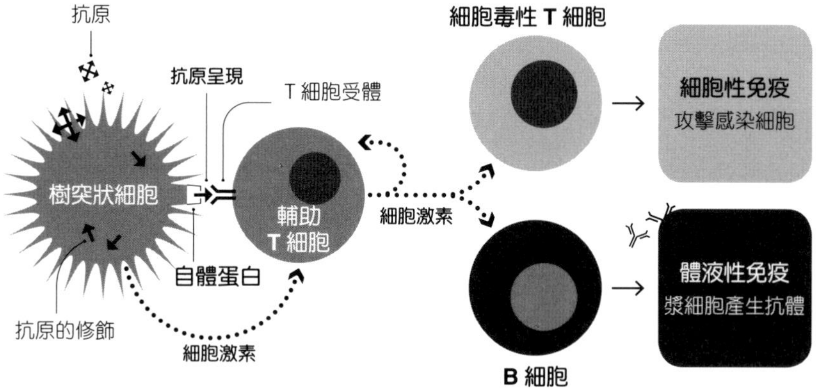

醒免疫菁英中的菁英——B細胞的戰鬥力。

B細胞究竟是什麼樣的免疫菁英？它的作用是什麼呢？

B細胞最重要的作用就是製造「抗體」，抗體是從體內排除入侵病毒的必備武器。當抗體與病毒結合，就能消除病毒的攻擊性。

抗體是根據從病毒擷取的資訊製造出來，而且存在於體液中發揮效用，此免疫反應稱為體液性免疫或「體液免疫」。

B細胞的記性很強，凡是接收過的病原體資訊全都過目不忘。當相同的病原體再次襲來，能比初次遭遇時更快製造抗體。B細胞的免疫作用充分體現免疫的特性，亦即「只要得過一次，就不會再次罹患相同疾病」。

國際認可的新藥「保疾伏」，能擊退癌細胞

即使每天喝「常備抗癌蔬菜湯」，大幅提升免疫力，但免疫細胞無法充分發揮也無用，可說是暴殄天物。免疫細胞之於癌細胞的定位便建立在此關係上。

二〇一八年秋天，醫學界公布了一個好消息。幫助免疫細胞發揮作用、擊退癌症的藥物「保疾伏」（Opdivo®）功效獲得認可，發現「PD-1」分子並成為開發新藥契機的**日本研究學者本庶佑，因此榮獲諾貝爾生理學或醫學獎**。

誠如前文所述，人體有一套健全的防禦機制，一旦異物入侵身體，免疫細胞就會找到異物並發動攻擊。不過，癌細胞也非省油的燈，不僅頑強，也不會輕易被擊退，它也有方法躲避免疫細胞的攻擊。

免疫細胞過於強大時，有時也會錯誤攻擊健康細胞，「PD-1」是為了避免這種錯誤而存在的防呆機制。身體絕對不允許癌細胞的存在，但「PD-1」可以作為守護健康的安全閥，也就是避免免疫系統遭到誤用，反而轉過頭攻擊自己的情形發生。

「PD-1」就像是調整免疫細胞作用的開關，只要開關沒開，免疫細胞攻擊癌細胞

的攻勢就不會減緩，癌細胞也很難增殖。因此，癌細胞一定會想方設法「打開開關」。

癌細胞會找到相當於免疫細胞開關的蛋白質，等免疫細胞開始攻擊後，就利用事先準備好的蛋白質打開開關，讓免疫細胞徹底失去戰鬥意志，癌細胞就能為所欲為地增殖。

「保疾伏」是一種看破癌細胞的手腳，先發制人的藥物。為了讓免疫細胞繼續抵抗癌細胞，「保疾伏」會在癌細胞利用蛋白質打開免疫細胞開關前，搶先吸附在癌細胞的蛋白質上。

吸附在蛋白質上的「保疾伏」會形成阻力，使癌細胞無法打開免疫細胞的開關。如此一來，免疫細胞便能使出渾身解數，整體動員發動總攻擊，全力擊退癌細胞。

不過，這一切取決於免疫細胞是否有足夠的底氣可以擊退癌症。由此可見，平時多喝「常備抗癌蔬菜湯」提升免疫力，正是最重要的強身之道。

第3章的重點

1

免疫是保護身體、遠離病原體威脅的防禦機制

只要得過一次，就不會再次罹患相同疾病。

2

提升免疫力就是，讓免疫功能發揮作用

・打造容易獲得免疫的身體環境。
・打造免疫功能容易發揮作用的身體環境。
・強化抑制過敏與發炎作用。

3

不正常的生活作息是免疫力下降的主因

除了難以抵抗的老化之外，生活作息紊亂也會降低免疫力。

4

「白血球」是免疫細胞的集合體

〔單核球〕巨噬細胞、樹突狀細胞
〔淋巴球〕B 細胞、T 細胞、NK 細胞
〔顆粒球〕嗜中性球、嗜酸性球、嗜鹼性球

5

免疫細胞的三大作用：「吞噬」、「製造抗體」、「破壞」

免疫細胞發揮自己的長處，利用「吞噬病原體」、「製造抗體擊退病原體」、「破壞感染病原體的細胞」來保護身體。

乳癌轉移至骨骼，喝湯後癌細胞大量減少！

60 多歲●女性

到醫院求診時，我已罹患第四期乳癌，癌細胞轉移到肺部和骨頭。醫師告訴我，我的狀況無法動手術。

我完全不知道自己發生了什麼事，還記得當天心情忐忑地聽醫師解釋我的身體狀況，非常緊張。

醫師建議我使用抗癌藥物治療，但我沒有當場答應就先回家了。幾天後，我發現成天煩惱也不能解決問題，只會讓病情繼續惡化，於是我決定詢問朋友的意見、上網搜尋資料、到書店購買最新的癌症治療書，蒐集各種相關情報。最後，我想要接受麻布醫院的免疫療法。

從醫師宣告我罹患乳癌後一星期，我出現在高橋醫師的診間，他推薦我喝「常備抗癌蔬菜湯」。

將蔬菜放入鍋中燉煮，然後每天飲用。當時我很懷疑，「這麼做真的能治療癌症嗎？」但我已病入膏肓，根本無法動手術，只能相信醫師的話，奮勇向前。

此後，我每天喝「常備抗癌蔬菜湯」，同時接受免疫療法與荷爾蒙療法。

一段時間後，原本轉移至肺部的癌症變小了，我可以動手術了。我毫不猶豫地接受高橋醫師的建議，接受左乳全摘除與淋巴結切除手術。

或許是因為飲用蔬菜湯讓癌症病灶縮小，術後的恢復情形十分良好迅速。

最開心的是，轉移的肺癌如今已完全消失。雖然骨骼內還有一些癌細胞，但我相信蔬菜湯的功效，它將我從乳癌威脅中拯救出來，未來我仍然會繼續喝美味的「常備抗癌蔬菜湯」。

喝湯瘦了 40 公斤，肝功能指數從 250 降到 30 ！

50 多歲●男性

我的食量很大，每餐都要吃三人份，而且我很喜歡吃油膩與重口味料理。我的身高一百八十公分，體重將近一百二十公斤。

健康檢查的數值也很不好，男性肝功能數值 γ-GTP 的正常值應低於五十，但我的數值竟高達兩百五十，肥胖的原因為「非酒精性脂肪肝」。

不只如此，膽固醇、中細脂肪、血糖值等數值也全部異常。

這個檢查結果讓我相當擔心，我去麻布醫院求診，與高橋醫師討論我的身體狀況。

首先，我控制飲食，減輕體重，後來還在餐前飲用「常備抗癌蔬菜湯」。由於湯裡放了很多蔬菜，不僅能滿足食慾，還能避免復胖。

每次煮一大鍋蔬菜湯，再放進冰箱冷藏保存，要喝時用馬克杯裝取，早晚及飯前喝一杯。餐前先喝湯可以避免暴飲暴食，是最適合減肥期間的飲食方式。

結果，這個方法讓我瘦到八十公斤，之後再做健康檢查，所有數值都恢復正常，包括 γ-GTP 也從兩百五十降至三十。

如果你對「常備抗癌蔬菜湯」的效果還有所質疑，我與各位分享我自己的經驗。不瞞各位，我其實曾經因為不相信蔬菜湯的效果而中斷了一段時間。

沒喝蔬菜湯後，結果立刻顯現在健康檢查的數值上，數值又出現異常。後來我又重拾喝蔬菜湯的習慣，檢查結果馬上恢復正常。這個經驗讓我堅信「常備抗癌蔬菜湯」的健康功效。

我現在身體狀況相當好，蔬菜湯的力量強大到不可思議，今後我會維持目前的飲食習慣，讓蔬菜湯成為我飲食生活的一部分。

第4章

做「伸展操」也能提高免疫力，動作簡單、效果好！

「小腸」一．五天、「胃（幽門）」一．八天、「白血球」兩天、「肛門」四．三天、「大腸」十天……，雖然有些唐突，但你知道這些日子代表什麼意思嗎？

其實這些是人體各器官細胞的平均壽命。

簡單來說，小腸細胞的壽命只有短短的一天半，時間一到，新的細胞就會建構出新的小腸。

我們一直以為無論過多久，我們還是原來的自己。事實上，我們已經在這短短的時間中不斷重生，若說現在的自己與一年前的自己不同，一點也不為過。

如此一想就會發現，我們每天吃了什麼食物、做了哪些運動、睡眠時間是否足夠等，這些生活型態會慢慢建構出未來的自己。

我在前文中介紹了一般民眾每天喝「常備抗癌蔬菜湯」的親身體驗，許多人都因為這道充滿植化素的奇蹟湯品產生戲劇性變化。就像人體器官細胞壽命所代表的意義，若從細胞層面思考人類的轉變，變化速度絕對比我們想得更快。

請各位一定要將在本書中學到的「常備抗癌蔬菜湯」作法，融入自己的日常生活中。

現在就開始喝湯吧！能讓你儘早往好的方向轉變。

此外，本章更要介紹高橋醫師獨創的「提高免疫力伸展操」，能幫助所有想要變得更好的讀者，更有效地看到效果。

維持健康取向的生活型態，有助於提升免疫力，請各位一定要積極實踐。

高橋醫師獨創！任何人都能做的「提高免疫力伸展操」

除了喝蔬菜湯，做伸展操也能提高免疫力

人類是動物，動物的生理機制適合「動」，而且擁有多動才能維持正常功能的身體結構。遺憾的是，現代社會追求能讓自己過得更輕鬆的生活模式，結果導致現代人普遍缺乏運動，因此引發各種疾病。

如今臨床醫療在治療許多疾病時，通常會以運動搭配飲食療法。若想改善體質、增強免疫力，除了攝取富含植化素的湯品，注重飲食療法之外，搭配適度的運動會更有效。

為了幫助患者提升免疫力，我開發了一套「提高免疫力伸展操」，並在本章推薦給各位，請各位務必嘗試看看，體驗伸展操帶來的美好改變。

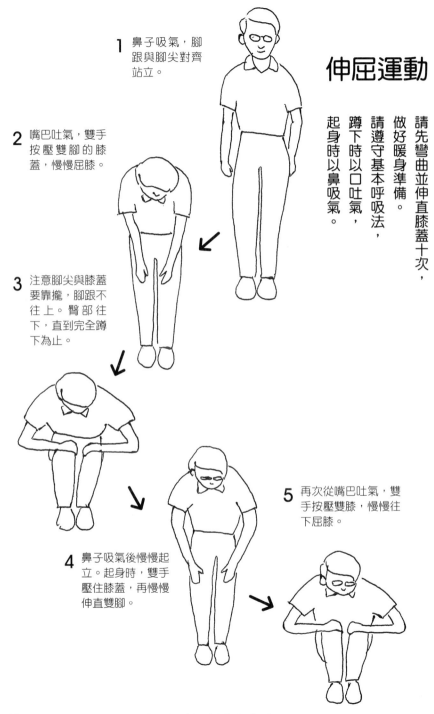

伸屈運動

請先彎曲並伸直膝蓋十次，
做好暖身準備。
請遵守基本呼吸法，
蹲下時以口吐氣，
起身時以鼻吸氣。

1 鼻子吸氣，腳跟與腳尖對齊站立。

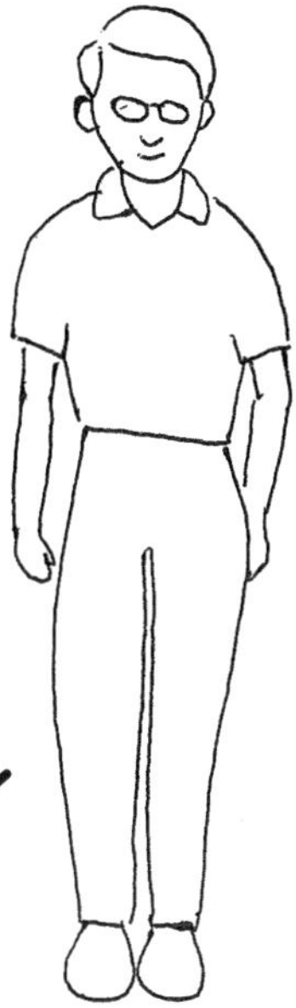

2 嘴巴吐氣，雙手按壓雙腳的膝蓋，慢慢屈膝。

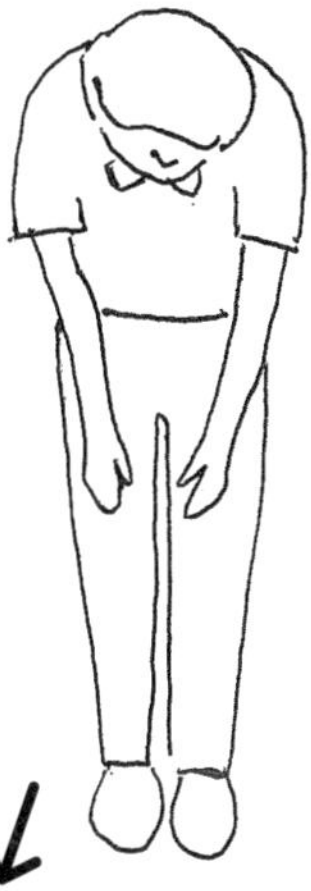

3 注意腳尖與膝蓋要靠攏，腳跟不往上。臀部往下，直到完全蹲下為止。

4 鼻子吸氣後慢慢起立。起身時，雙手壓住膝蓋，再慢慢伸直雙腳。

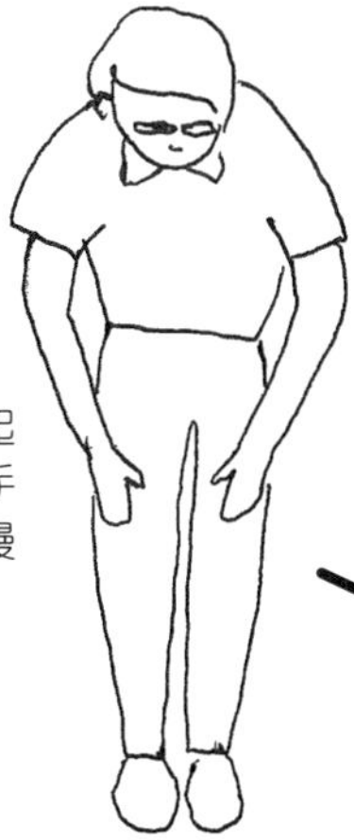

5 再次從嘴巴吐氣，雙手按壓雙膝，慢慢往下屈膝。

舉手深蹲

此動作請連續重複做十次。擺出開始姿勢時輕輕吸氣，接著雙手往上伸直，並配合深呼吸。

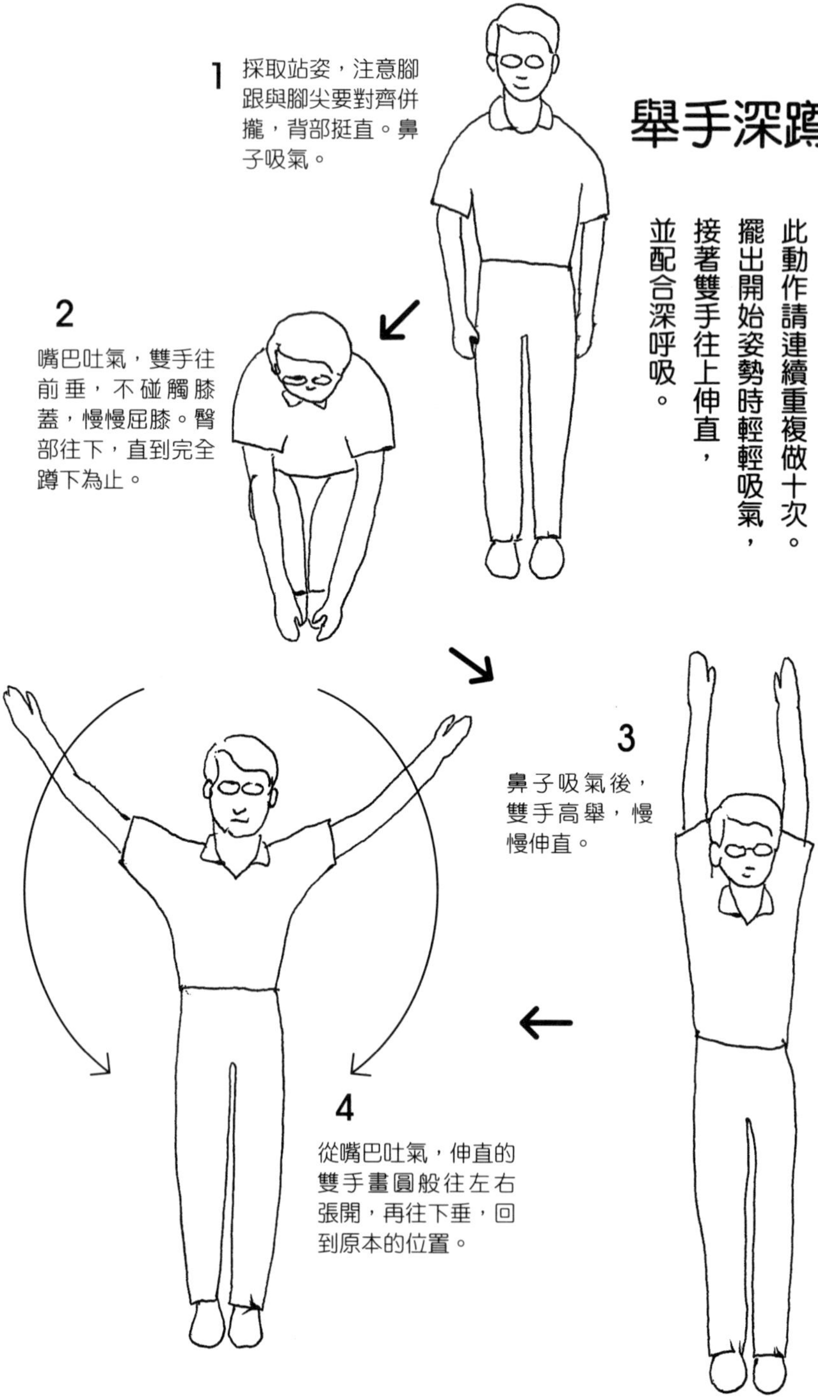

1 採取站姿，注意腳跟與腳尖要對齊併攏，背部挺直。鼻子吸氣。

2 嘴巴吐氣，雙手往前垂，不碰觸膝蓋，慢慢屈膝。臀部往下，直到完全蹲下為止。

3 鼻子吸氣後，雙手高舉，慢慢伸直。

4 從嘴巴吐氣，伸直的雙手畫圓般往左右張開，再往下垂，回到原本的位置。

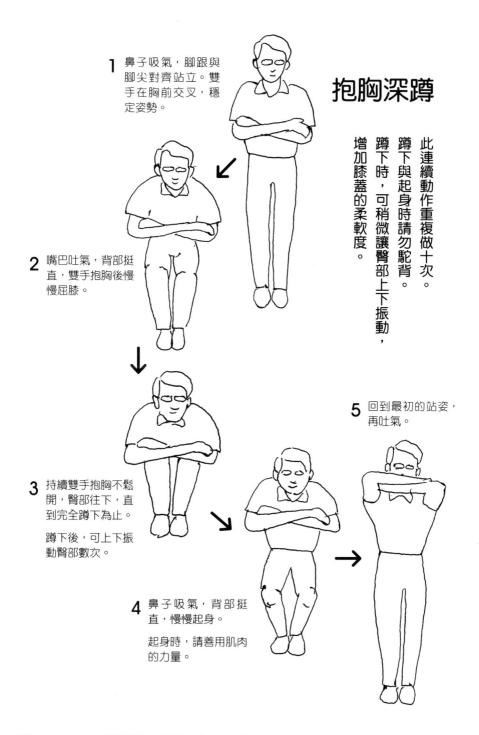

抱胸深蹲

此連續動作重複做十次。蹲下與起身時請勿駝背。蹲下時，可稍微讓臀部上下振動，增加膝蓋的柔軟度。

1 鼻子吸氣，腳跟與腳尖對齊站立。雙手在胸前交叉，穩定姿勢。

2 嘴巴吐氣，背部挺直，雙手抱胸後慢慢屈膝。

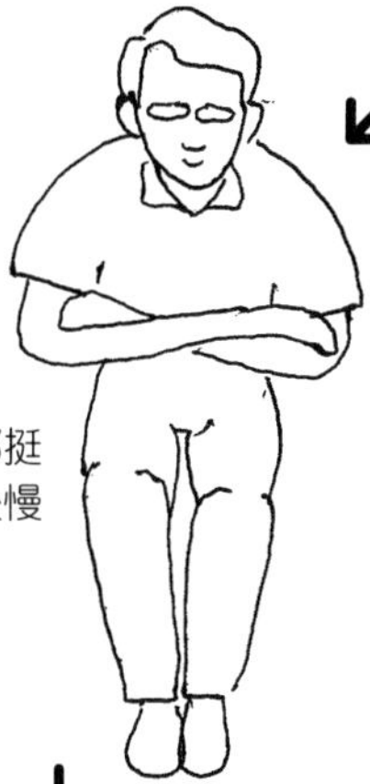

3 持續雙手抱胸不鬆開，臀部往下，直到完全蹲下為止。

蹲下後，可上下振動臀部數次。

4 鼻子吸氣，背部挺直，慢慢起身。

起身時，請善用肌肉的力量。

5 回到最初的站姿，再吐氣。

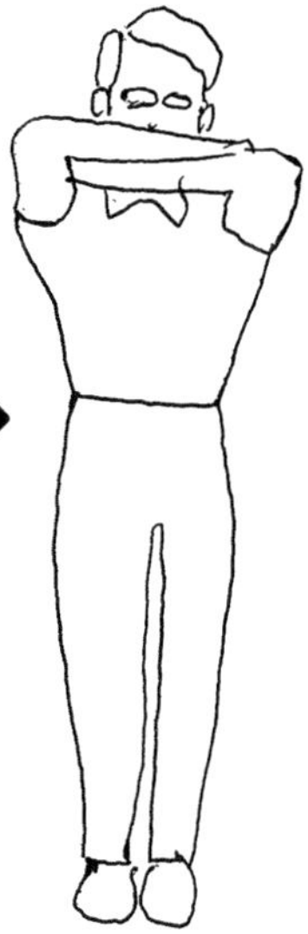

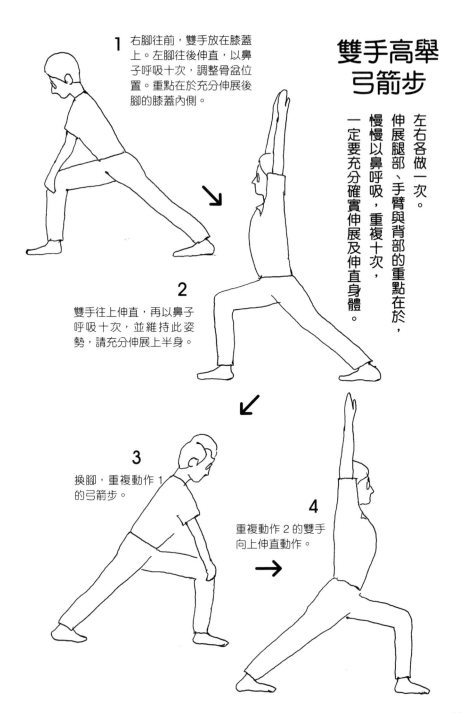

雙手高舉弓箭步

左右各做一次。
伸展腿部、手臂與背部的重點在於，
慢慢以鼻呼吸，重複十次，
一定要充分確實伸展及伸直身體。

1 右腳往前，雙手放在膝蓋上。左腳往後伸直，以鼻子呼吸十次，調整骨盆位置。重點在於充分伸展後腳的膝蓋內側。

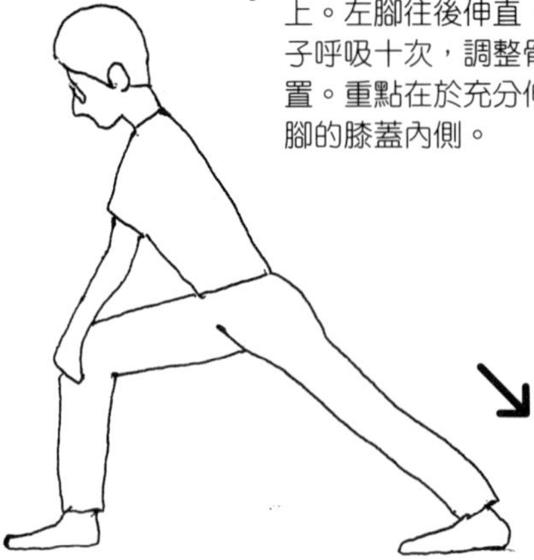

2 雙手往上伸直，再以鼻子呼吸十次，並維持此姿勢，請充分伸展上半身。

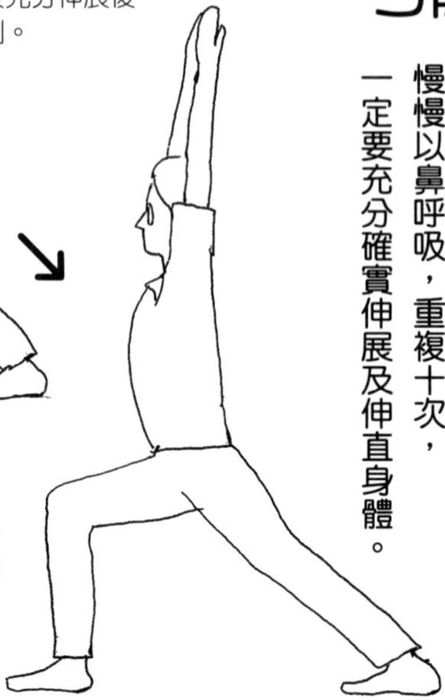

3 換腳，重複動作 1 的弓箭步。

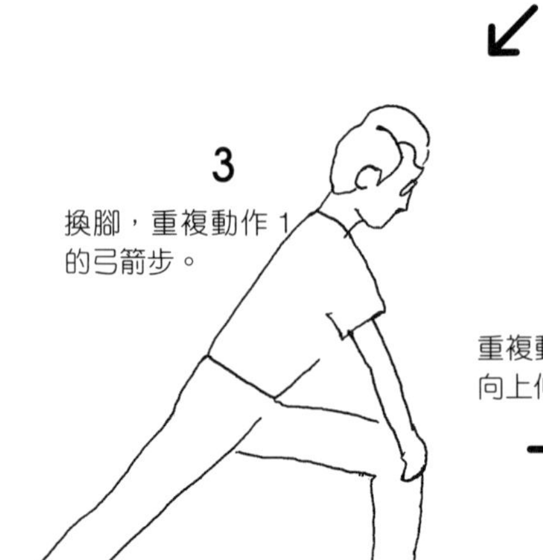

4 重複動作 2 的雙手向上伸直動作。

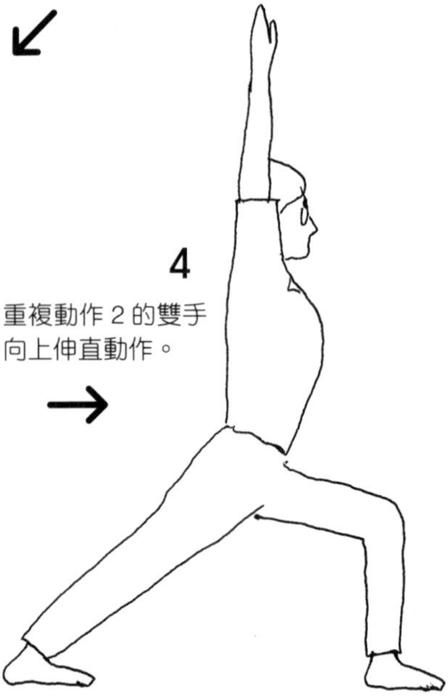

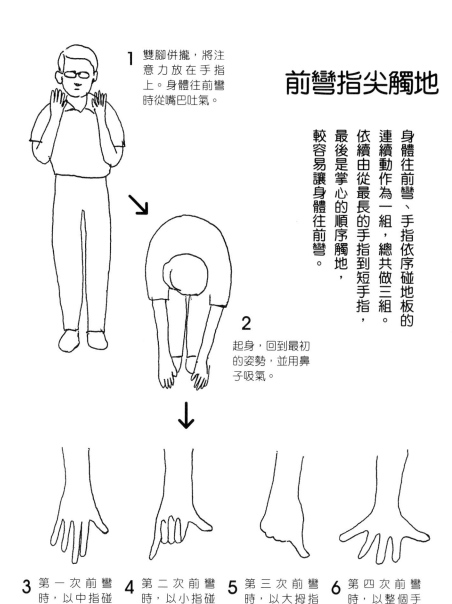

前彎指尖觸地

身體往前彎、手指依序碰地板的連續動作為一組，總共做三組。依續由從最長的手指到短手指，最後是掌心的順序觸地，較容易讓身體往前彎。

1 雙腳併攏，將注意力放在手指上。身體往前彎時從嘴巴吐氣。

2 起身，回到最初的姿勢，並用鼻子吸氣。

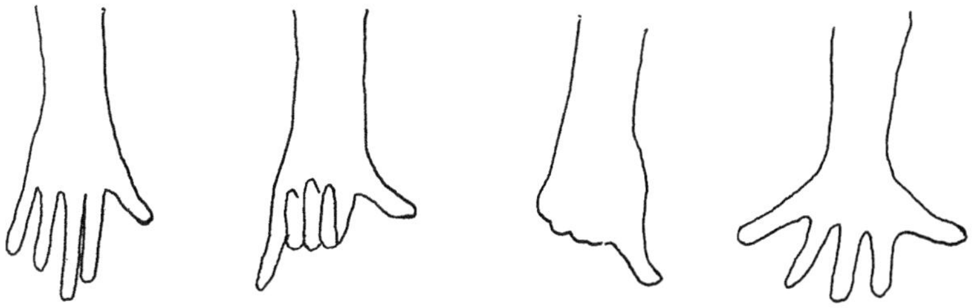

3 第一次前彎時，以中指碰觸地板。

4 第二次前彎時，以小指碰觸地板。

5 第三次前彎時，以大拇指碰觸地板。

6 第四次前彎時，以整個手掌貼地。

對角線伸展操①

左右各做一次為一組，
每一組的動作時間，
以鼻子呼吸十次為準。
伸直手腳時，
要讓身體呈對角線姿勢。

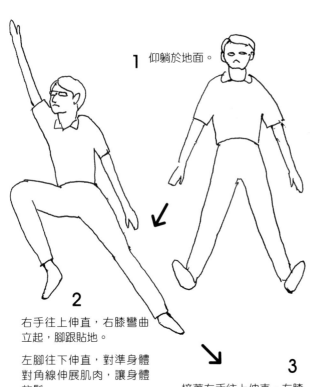

1 仰躺於地面。

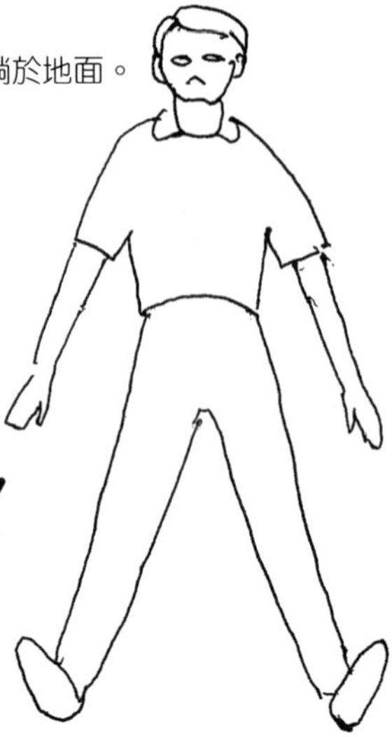

2

右手往上伸直，右膝彎曲立起，腳跟貼地。

左腳往下伸直，對準身體對角線伸展肌肉，讓身體放鬆。

請維持此狀態，慢慢地呼吸十次。

3

接著左手往上伸直，左膝彎曲立起，腳跟貼地。

右腳往下伸直，對準身體對角線伸展肌肉，讓身體放鬆。

請維持此狀態，慢慢地呼吸十次。

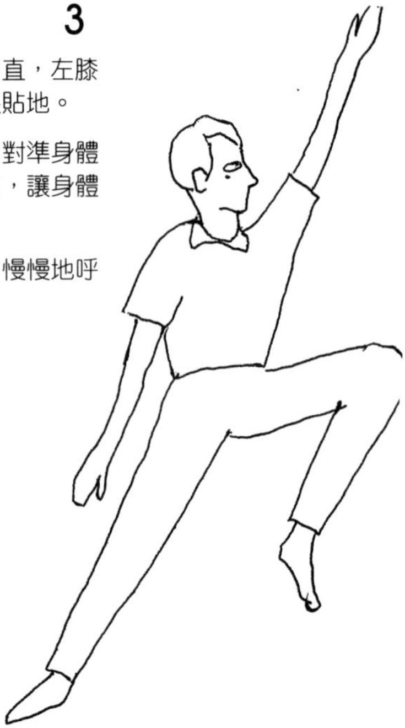

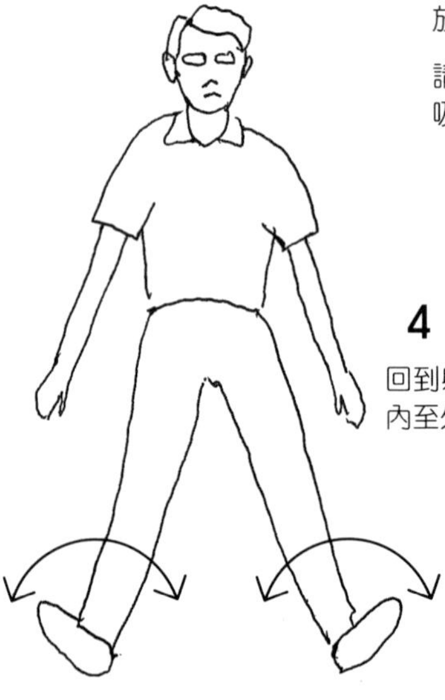

4

回到躺姿，腳踝由內至外轉動。

對角線伸展操②

左右各做一次為一組。伸直手部、腿部與腰部時，按住往另一邊轉身的部位，可提高伸展身體的效果。

1 仰躺於地面。

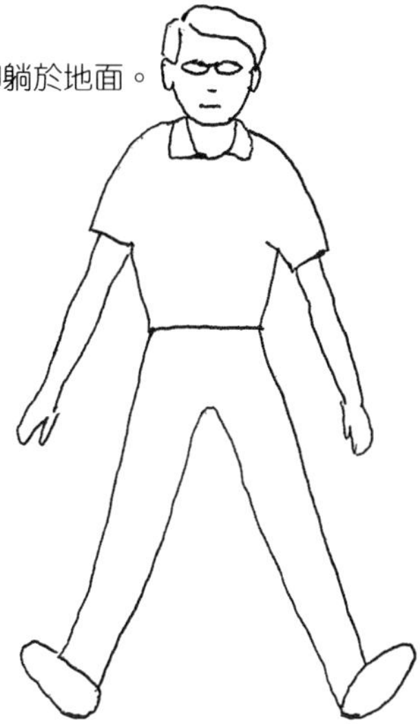

2

右膝立起，左手放在右膝上。腰部以下往左轉，膝蓋以下貼地。

此時往旁轉的大腿，應與身體呈直角。

左腳朝下伸直，右手往旁邊張開，臉部看向右手的方向。

維持此狀態，以鼻子呼吸數十次。

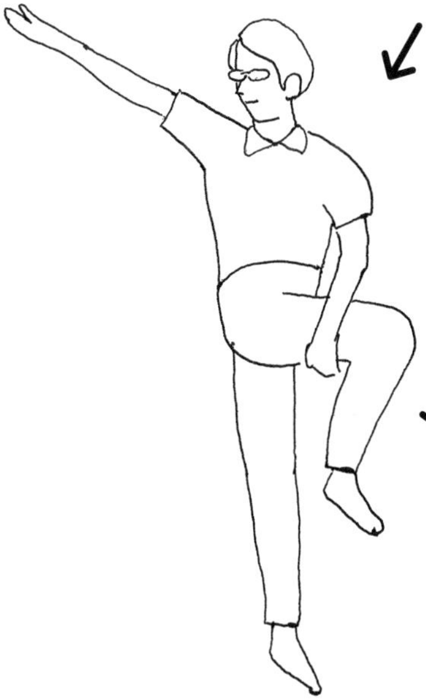

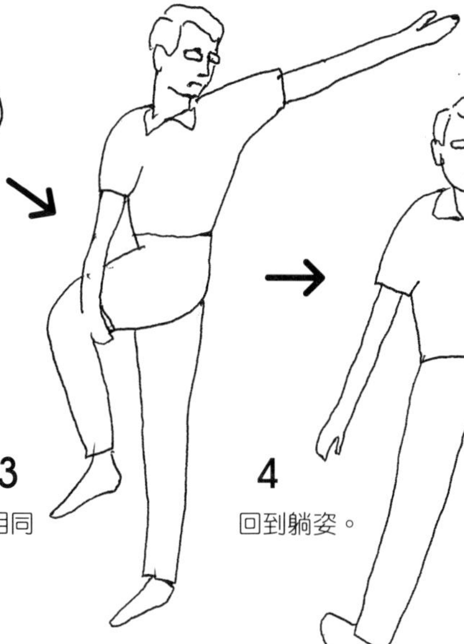

3

另一邊重複相同動作。

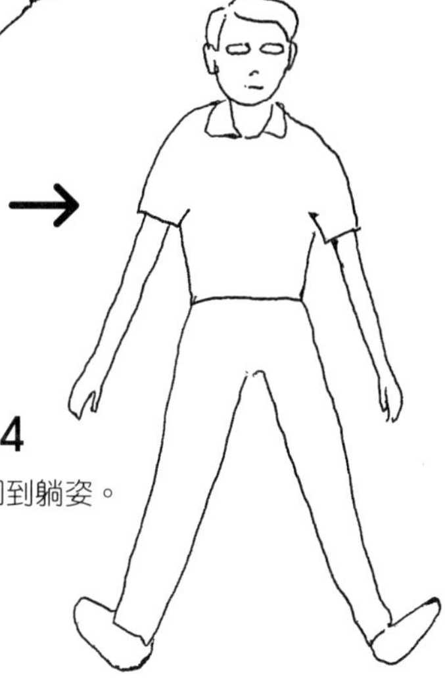

4

回到躺姿。

腹肌運動①

此連續動作重複做二十次。雙腳往上抬時從嘴巴吐氣，抬起的腳往下放時，從鼻子吸氣。

1

躺於地面，雙手雙腳貼地，以此為起始姿勢，稍微彎曲雙腳，從腰部往上抬。

此時身體不可往旁傾倒，雙手放在身體兩側，穩住身體位置。

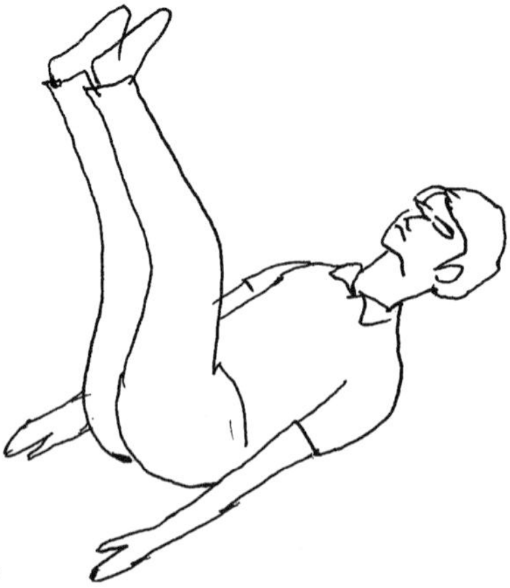

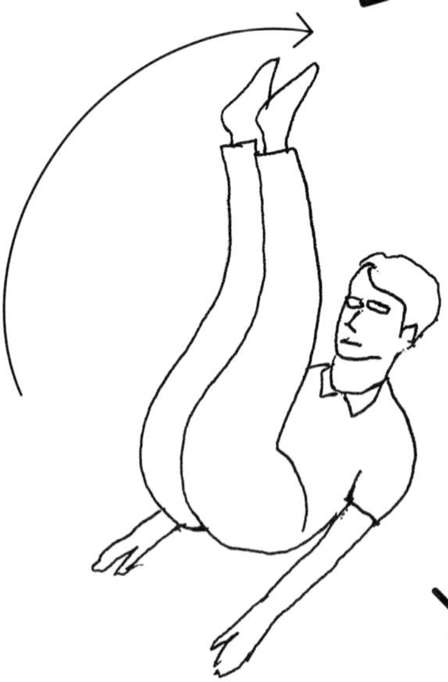

2 感受腹肌的動作，慢慢往上抬起雙腳。

請將雙腳往上抬，一直至臀部完全離開地面的姿勢。

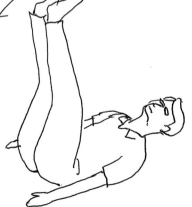

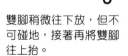

3

雙腳稍微往下放，但不可碰地，接著再將雙腳往上抬。

腹肌運動②

請慢慢完成此動作，而非借力使力或使用反作用力，才能鍛鍊腹部肌肉。動作時，一定要注意呼吸。

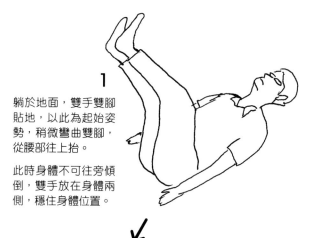

1

躺於地面，雙手雙腳貼地，以此為起始姿勢，稍微彎曲雙腳，從腰部往上抬。

此時身體不可往旁傾倒，雙手放在身體兩側，穩住身體位置。

2 感受腹肌的動作，慢慢往上抬起雙腳。

請將雙腳往上抬，一直至臀部完全離開地面的姿勢。

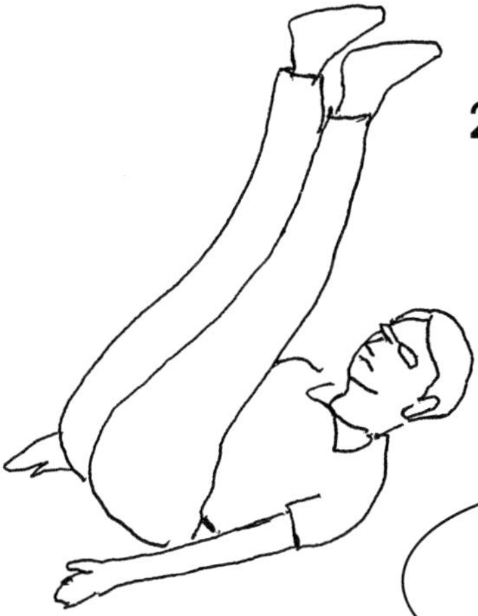

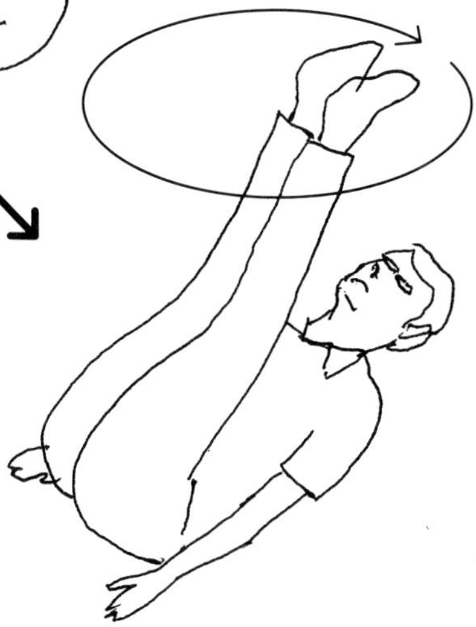

3

雙腳抬至最高後，慢慢畫圓圈，再反向畫圈，此為一次。

重複畫圓動作十次。抬腳時以鼻子吸氣，吐氣時用腳畫圓。

V字屈體平衡

此連續動作共重複做五組。這是難度較高的運動，尚未習慣前可減少組數，請在能力範圍內嘗試即可。

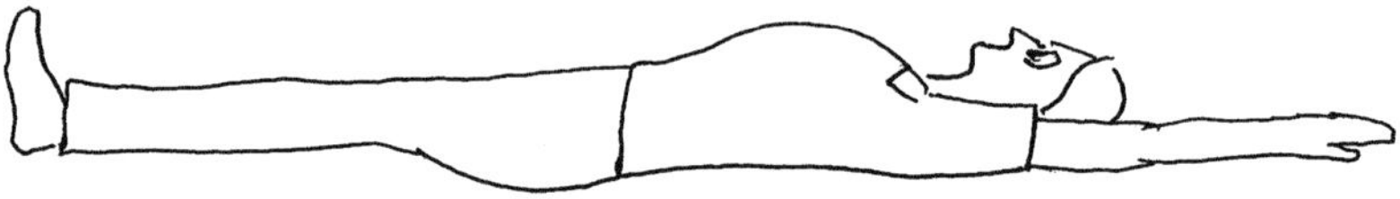

1 仰躺於地面，雙手高舉過頭，伸直手臂。

雙腿靠攏伸直，全身放鬆。

↓

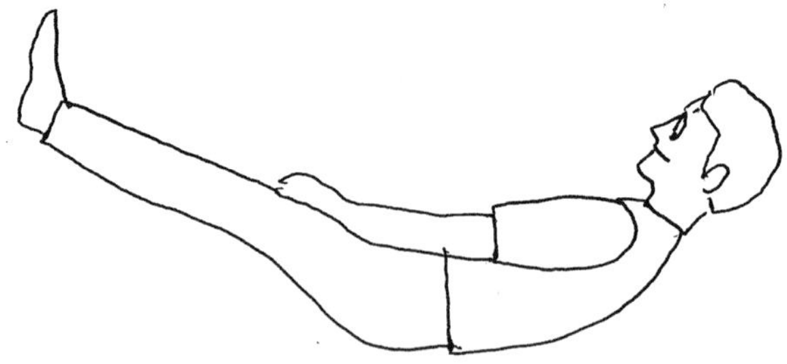

2 以鼻子吸一大口氣，再以鼻子吐氣，吐氣時，將身體屈起，呈V字形。

維持V字屈體動作，以鼻子呼吸十次，之後回到躺姿，重複V字屈體動作。

不倒翁運動

此連續動作重複做十次。往後倒時從鼻子吸氣，起身時從鼻子吐氣。當身體往後倒時，背部不可碰到地面。

1

盤腿坐著，腳跟相碰，打開髖關節。

雙手由內側伸進雙腳下方，從外側握住腳踝。

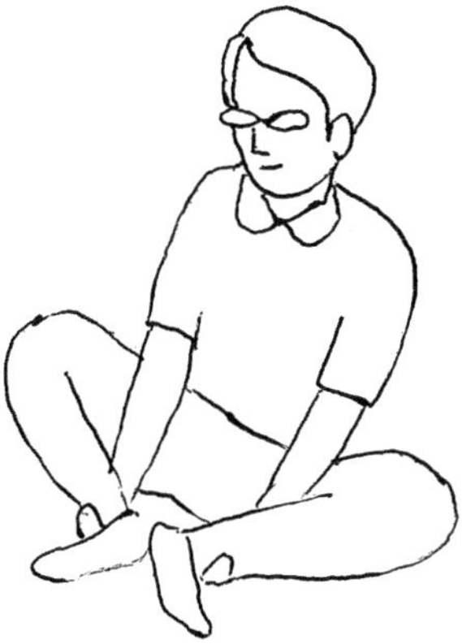

2

緊握腳踝，像不倒翁的姿勢往後倒。

背部不可碰觸地面，再回到原本的坐姿。

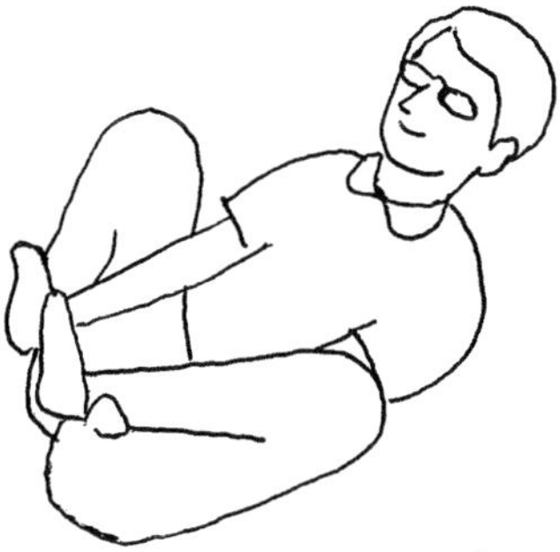

3

回到原本的位置後，再重複相同的動作。

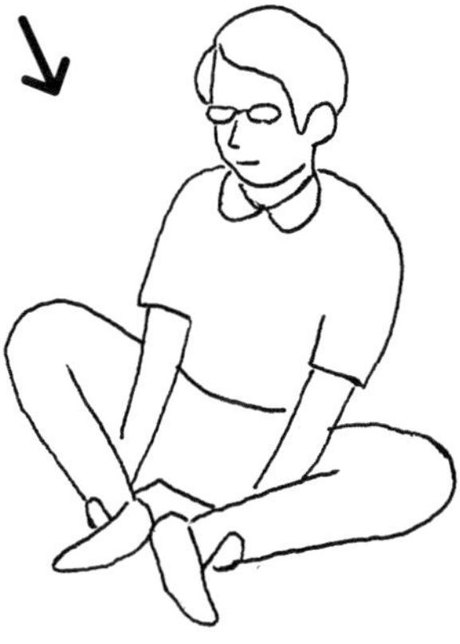

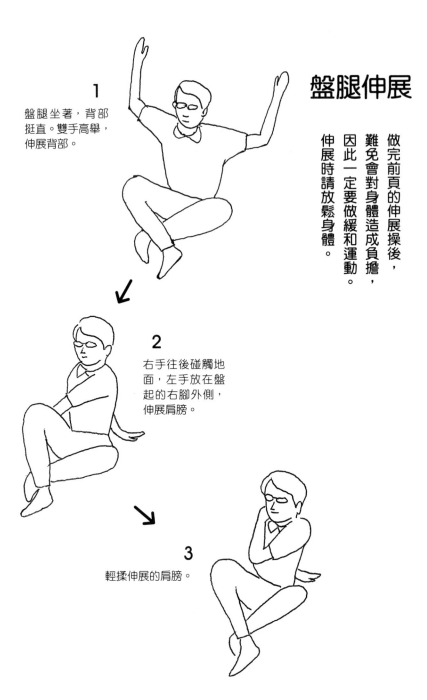

盤腿伸展

做完前頁的伸展操後，難免會對身體造成負擔，因此一定要做緩和運動。伸展時請放鬆身體。

1

盤腿坐著，背部挺直。雙手高舉，伸展背部。

2

右手往後碰觸地面，左手放在盤起的右腳外側，伸展肩膀。

3

輕揉伸展的肩膀。

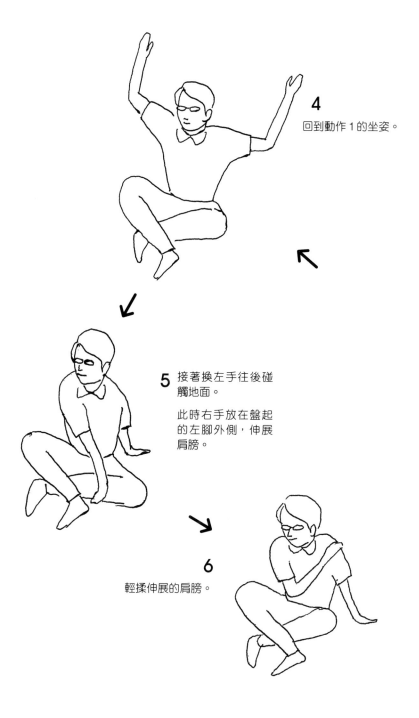

4
回到動作 1 的坐姿。

5 接著換左手往後碰觸地面。

此時右手放在盤起的左腳外側，伸展肩膀。

6
輕揉伸展的肩膀。

養成好習慣，有助於提升免疫力

誠如前文所說，免疫力衰退的原因大多是生活習慣不正常。因此，想要提升免疫力，首先要做的是修正自己的生活習慣。

適度運動、不發胖、維持均衡飲食、不喝酒、不抽菸，以及充分睡眠等，對於珍惜每一天的人來說，這些都是稀鬆平常的生活習慣。正因為如此稀鬆平常的生活習慣很難實踐，才會讓人罹患疾病。

因此，本書的目標就是借助蔬菜富含的自然力量，也就是植化素，透過每天的飲食讓人重拾與生俱來的「生命力」。

在前文中，我詳細說明了提升免疫力的方法，包括「常備抗癌蔬菜湯」的作法，也解釋了植化素的功效與其之所以能夠提升免疫力的原因，更介紹了我獨創的「提高免疫力伸展操」。

為了讓這一整套有助於提升免疫力的健康對策效果更好，接下來我想與各位分享個人私藏的增強免疫力祕訣。

壓力大易致病，適度抗壓很重要

你是否曾經有以下的感受？「今天下雨卻不得不出門」、「路上車好多，煩死了」、「睡眠不足，頭好痛」、「我感冒了，鼻塞好惱人」、「接到好多惡作劇電話，讓我感到不安」、「職場的人際關係好麻煩」、「每天都有加不完的班，好痛苦」——這些都是日常生活中最大的壓力來源。

外部刺激產生的精神緊張狀態稱為「壓力」。當壓力狀態持續不退，人體就會分泌壓力荷爾蒙，自律神經也會興奮，引發心跳加速、血壓飆高等反應。

日常生活的壓力不斷累積，經年累月下來，就會提高腦中風、心肌梗塞、大動脈破裂等疾病的發生率，危害生命健康。

容我再次強調，從免疫力的角度來看，壓力會產生活性氧，活性氧會破壞腸內細菌的平衡，增加壞菌，帶來負面影響。

攻擊癌症的免疫細胞也會受到「壓力」影響，抑制免疫細胞的作用。

不僅如此，存在於眼睛、鼻子、喉嚨等黏膜，負責防禦外敵的免疫物質，也會因為壓力導致自律神經失調，降低免疫力。

某種程度來說，維持日常生活必須學習與壓力和平共處，因此我們要與各種壓力妥協。若做不到這一點，就很可能罹患重大疾病。

話說回來，既然壓力難以避免，我希望各位找到與壓力相處的方法。各位可能不相信只要做到這一點就好，其實答案在於我們的心態。

下列這些作法都有助於抗壓，包括：

●試著大笑

醫學已實證「笑容」對人體的益處，笑口常開可減少製造壓力的荷爾蒙，活化免疫力，攻擊癌細胞。

說得稍微專業些，笑容有助於增加體內神經肽Y的數量，活化免疫細胞之一NK細胞的功效。

許多臨床醫師注意到笑容帶來的功效，因此各地的醫療院所都將「笑容」融入療程之中。

效果最好的「笑法」是大聲地笑並大口吐氣。

有時遇到心情不佳，若能刻意讓自己笑，或做出微笑的表情，也能顯現健康功效。日本有句俗語「歡樂之家福自來」說得極好，千萬不要小看笑容的力量。

●正面思考

有時候就算很想笑還是笑不出來，更別說有些人天生愛煩惱，不習慣笑。遇到這種時候該怎麼辦才好？我的答案很普通，那就是「轉換心情」，這是最重要的事情。

假設你在工作或生活上遭遇挫折，此時只要告訴自己：「已經發生的事情無法挽回，下次好好努力吧！」情緒低落時鼓勵自己「沮喪也解決不了任何事」，不要氣餒，就能讓自己變得更正面、更積極。

天生愛煩惱的人不妨回想起過去開心的事情，告訴自己「在那段歷程中也有如此開心的時刻」。想起自己的愉快回憶，能讓心情變得越來越開朗。

「人生中任何事都可能發生」——養成正面思考的習慣，只要抱持正向的觀念就能笑口常開，也能提升免疫力。一個人的心態可以增強免疫力，也能降低免疫力，因此，巧妙轉換心情，脫離負面思考便成為最重要的關鍵。

●多做讓心情愉快的運動

運動是最適合轉換心情的方法。我們都知道過度地激烈運動會降低免疫力，但微微出汗的運動可讓人神清氣爽，提高免疫力。

每天走路二十分鐘到一小時，可活化NK細胞，有助於擊退癌細胞。

●均衡攝取維他命和礦物質

缺乏維他命和礦物質會使人焦躁易怒，累積壓力並引發各種神經症狀。

維他命A、C、E有助於活化免疫力，維他命B群和同屬於維他命的泛酸、生物素，以及礦物質的鈣、鉀、鎂、鋅，可平靜心情，穩定情緒，紓緩壓力症狀。

此外，均衡攝取的效果最好。

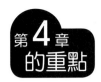

第4章的重點

1 「飲食」＋「運動」可進一步提升免疫力！

「常備抗癌蔬菜湯」＋「提高免疫力伸展操」，
有效提升免疫力。

2 每天都要做「提高免疫力伸展操」

這是高橋醫師為了提升免疫力所開發的祕密武器。
無需勉強，只要讓自己稍微出汗即可，重點是每天都要做。

3 提升免疫力就從「養成健康生活」做起

不要毫無目的地生活，打造健康生活的意識與行動很重要，
這樣做可重拾我們的「生命力」。

4 放寬心才能戰勝壓力，增強免疫力

人生在世，要學著與壓力和平相處。
放寬心有助於打造戰勝壓力的體質、培養高免疫力的身體。
為此，我們要實踐「大笑」、「正面思考」、「適度運動」
及「均衡攝取維他命和礦物質」等健康祕訣。

肺癌手術後很衰弱，喝蔬菜湯體力變好了！

70 多歲●女性

我每天都覺得很累，擔心自己的身體健康。有一天我接觸到高橋醫師的書，發現了「常備抗癌蔬菜湯」。

這道湯品很適合像我這種常擔心身體健康的人，於是立刻下廚煮湯，親自嘗試。

就這樣過了兩年，有一陣子我的身體不好，於是前往高橋醫師駐診的麻布醫院求診。結果發現我的左肺長了腫瘤，處於第二期的 Stage IIA，還可以動手術摘除，因此我毫不猶豫地動了手術。

由於腫瘤長在動脈深處很隱密的地方，手術過程耗費了許多時間，幸好最後還是順利摘除了病灶。

出院後我接受抗癌藥物的治療，體力一天比一天差。於是我接受高橋醫師的建議，再次嘗試「常備抗癌蔬菜湯」。

以前只是自己覺得身體狀況不好，所以並未天天喝「常備抗癌蔬菜湯」。這次聽從醫囑喝蔬菜湯的目標，就是要打造「不再罹癌」的健壯身體。

比起上次並未積極的飲用，這次我很聽話，每天都會喝湯。

自從堅持每天喝「常備抗癌蔬菜湯」一後，不可思議的事情發生了，我發現我又充滿力量了。開始喝蔬菜湯一段時間後，原本因為服用抗癌藥物而衰退的體力恢復正常，我又重拾手術以前的生活。

手術前我的膽固醇值偏高，血糖值也快要達到罹患糖尿病的數值，多虧這道蔬菜湯，讓這些數值全部回到正常值內。

我的年齡還不到女性的平均壽命，即使活到了八十八歲、九十歲、九十九歲，我也會繼續喝「常備抗癌蔬菜湯」，過著健康快樂的生活。

Column

每天喝蔬菜湯，肝指數在5個月內正常了！

50多歲●女性

我的工作是幫助民眾打造健康身體，所以我從未想過自己有一天竟然會有關於健康的煩惱。

我的肝功能指數一直不好，最近檢查發現狀況變差了。

屋漏偏逢連夜雨，就在此時我的手肘受傷，動了手術。我有一陣子無法運動，體重越來越重，增加肝臟負擔。於是我決心恢復肝功能，還要積極減肥，

正好當時高橋醫師教我喝「常備抗癌蔬菜湯」。

以前我很討厭吃蔬菜，但聽高橋醫師說，「常備抗癌蔬菜湯」只要熬煮蔬菜，萃取出有效成分即可，不僅有助於恢復健康，也能達到瘦身效果，因此，我立刻試著自己煮湯。

第一次喝「常備抗癌蔬菜湯」時，我的感覺是「真好喝」。就連討厭蔬菜的我都覺得好喝，相信所有人都會喜歡它的味道，而且使用的不是特殊食材，全都是可在傳統菜攤或超市買到的蔬菜，一點都不麻煩。

過去早餐我只喝一杯咖啡，現在我不喝咖啡，改喝蔬菜湯。晚餐不只喝湯，還吃燉煮過的蔬菜，接著再吃日式涼粉、沙拉，盡可能不吃碳水化合物。由於我食用大量蔬菜，充分滿足了我的口腹之慾。

就這樣過了五個月，我現在不只肝功能指數恢復正常，就連原本異常的中性脂肪和壞膽固醇數值也明顯改善。與過去相較，我現在不容易感到疲累。當然，我也成功瘦了五公斤。

只要開始喝「常備抗癌蔬菜湯」就很難停下來，作法簡單的蔬菜湯讓我們更健康，沒理由不喝。

「蔬菜湯」改善高血脂症，3個月瘦6公斤

50多歲●女性

我聽朋友說她遵照醫師的飲食指導，三個月就瘦了七公斤。我過去自行減肥了好幾次，每次都失敗，只好死馬當活馬醫，造訪了我朋友去的醫院，也就是高橋醫師駐診的麻布醫院。

麻布醫院有「減肥門診」，結合運動療法、飲食療法與減肥藥物，指導患者不復胖的減肥療程。

治療前，我先在門診諮詢，結果發現我有高血脂症，血液中的脂肪含量過高。於是立刻展開以「常備抗癌蔬菜湯」為主的飲食療法。

開始喝湯後發現，「常備抗癌蔬菜湯」比我想的還好喝，連同蔬菜一起食用就能吃得很飽。對於想要瘦身的人來說，不用餓肚子是最美好的事情。

此外，「常備抗癌蔬菜湯」的作法很簡單，適合多做一些備用，對於忙碌的家庭主婦和家庭工作兩頭忙的人來說，是最方便的健康湯品。

我一週就瘦了兩公斤、三週瘦四．二公斤、五週瘦五公斤，三個月後瘦了六公斤，成功達到我的減肥目標。

減肥成功是一件值得開心的事情，但最令我高興的是，我在不自覺中罹患的生活習慣病也順利痊癒，完全恢復健康。

既然要親手做健康湯品，我也在家人要喝的湯品中添加其他食材，讓他們每天飲用「我家專屬的常備抗癌蔬菜湯」。現在全家人聚在一起喝湯吃飯的時間，對我來說是最療癒的幸福時刻。

未來，我會和家人一起打造每天喝蔬菜湯的健康生活。

資料篇

各種可提升免疫力、發揮健康功效，含有豐富植化素的蔬菜與水果

「常備抗癌蔬菜湯」的基本食材是「高麗菜」、「胡蘿蔔」、「洋蔥」與「南瓜」，不過，其他還有許多蔬菜水果也富含植化素。不妨配合季節，使用當季蔬菜與水果，為「常備抗癌蔬菜湯」增添不同風味。

本篇統整了讓「常備抗癌蔬菜湯」更豐富的植化素食材，請各位以自己的方式調理，讓生活充滿植化素，融入你的日常習慣之中。

各食材的主要功效圖示

♥ 抗癌

♠ 調整免疫力

♣ 抗氧化

♦ 解毒

■ 抗過敏・抗發炎

★ 淨化血液

● 抗老化

番茄 ♥♣■★

〔成分〕番茄紅素

・降低罹患胃癌、大腸癌、肺癌、前列腺癌的發生率，具有抗氧化力，可抗發炎。

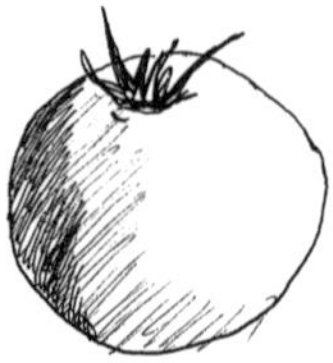

大蒜 ♥♣♦★

〔成分〕大蒜素、阿霍烯、二硫環己烷、二烯丙基二硫

・具有抗氧化作用，可消除羥基自由基。可發揮解毒作用、活化免疫細胞作用、誘導癌細胞凋亡作用，抑制癌症發生。

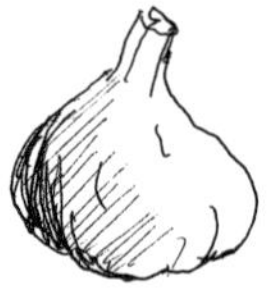

韭菜 ♥♠♣■

〔成分〕山柰酚

・屬於黃酮類化合物，是天然黃酮醇之一。具有抗氧化、抗發炎與抗癌作用。

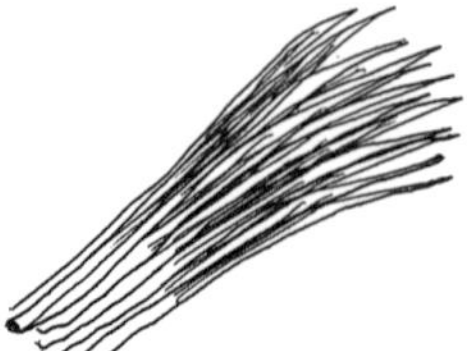

花椰菜 ♥♣♦■

〔成分〕萊菔硫烷

・誘導解毒酵素，去除致癌物質的毒性，還具有抗幽門螺旋桿菌作用。亦可抑制肥胖，改善腸內菌叢。

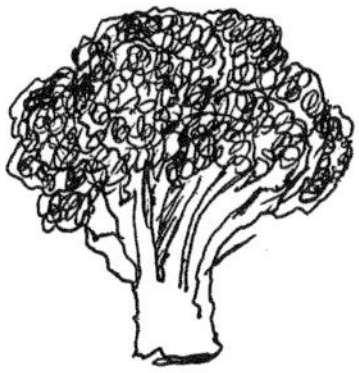

蔥 ♥♣★

〔成分〕異蒜氨酸

・抗氧化作用可保護基因，抑制癌症。此外，還能活化胰島素。

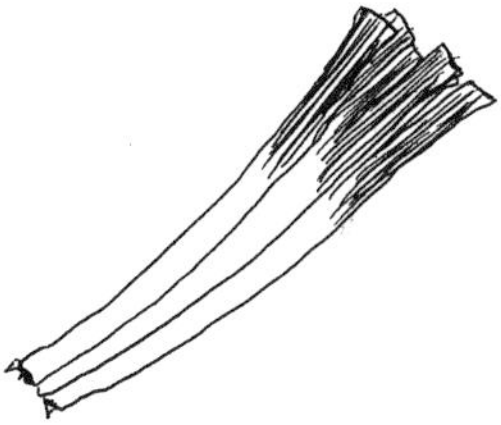

西芹 ♥♦

〔成分〕萊菔硫烷

・西芹特有的香氣成分，具有抗癌作用與解毒作用，促進肝臟功能，能夠加速分解酒精。

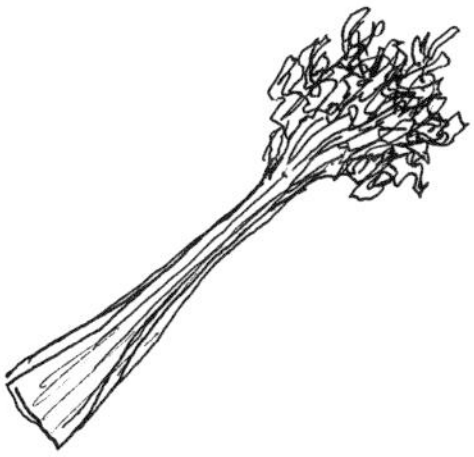

火蔥 ♥♣■

〔成分〕槲皮素

・多酚之一。具有抗氧化、抗過敏、抑制癌細胞增殖作用。也有助於改善血液循環和減肥。

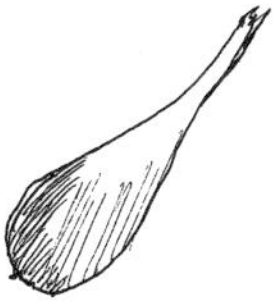

山葵 ♥♠♣♦■

〔成分〕異硫氰酸烯丙酯、異硫氰酸烯丙酯

・具有抗癌、抗氧化、抗菌、抗發霉、解毒及抗過敏等功效。

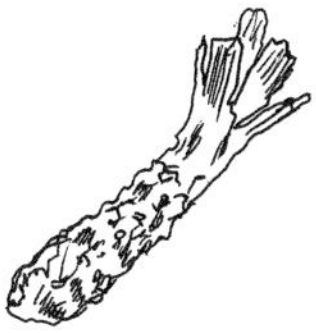

紫色高麗菜 ♥♣

〔成分〕花色素苷

・具有抗氧化、抗癌、預防尿路感染作用。此外，還有助於消除眼睛疲勞，快速有效地改善視力。

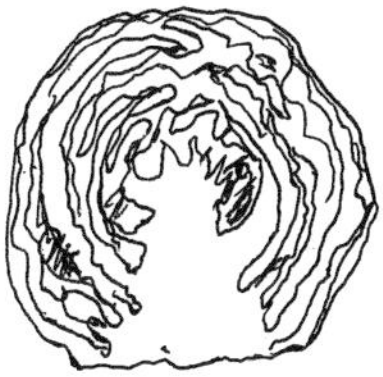

薑 ♥♠■

〔成分〕薑醇、薑烯酚

・增加白血球，加速強化免疫力，具有抗發炎作用、抗過敏作用、促進血液循環、發汗作用與解熱效果。

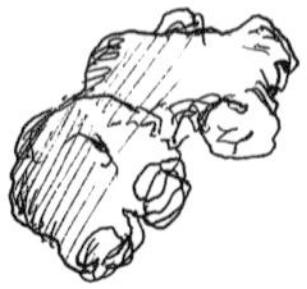

西洋菜 ♥

〔成分〕異硫氰酸丁酯、異硫氰酸苯酯

・存在於十字花科植物的異硫氰酸酯之一。可誘導大腸癌細胞與前列腺癌細胞凋亡，去除致癌物質的毒素。

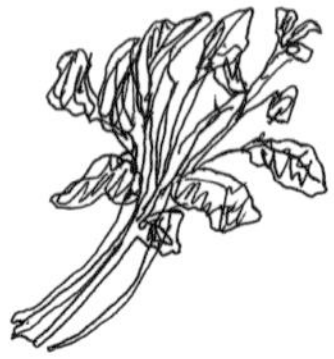

菠菜 ♥♠

〔成分〕β-胡蘿蔔素

・可在體內轉化為維他命A，幫助皮膚與黏膜等免疫屏障保持正常狀態，提高免疫力。

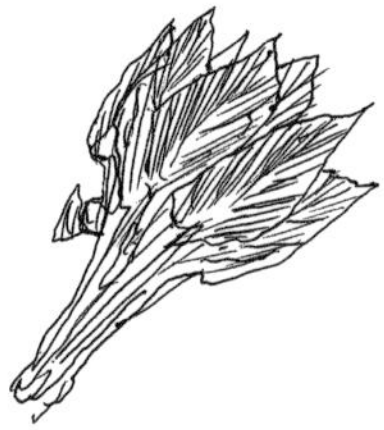

舞茸（灰樹花） ♥♠

〔成分〕灰樹花多糖、β-葡聚糖

・又稱灰樹花，含有灰樹花多糖。可透過免疫細胞提高免疫力，發揮抗癌作用。β-葡聚糖可活化各種免疫細胞。

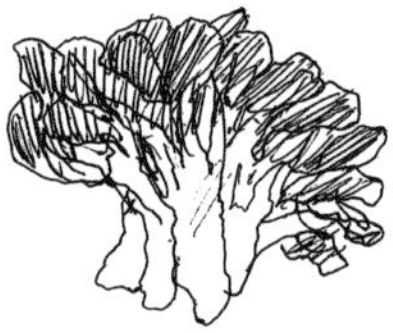

日本茼蒿 ♥♠

〔成分〕β-胡蘿蔔素

・可在體內轉化為維他命A，幫助皮膚與黏膜等免疫屏障保持正常，提高免疫力。

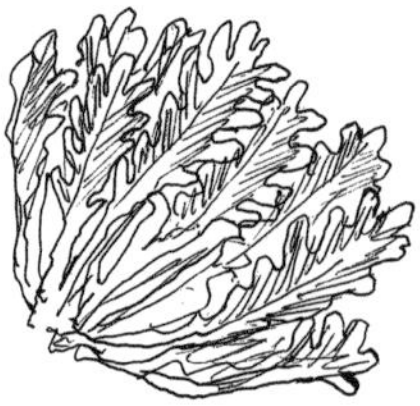

香菇 ♥♠

〔成分〕香菇多醣

・香菇多醣可提升免疫力，活化NK細胞與樹突狀細胞，增強攻擊指令力。

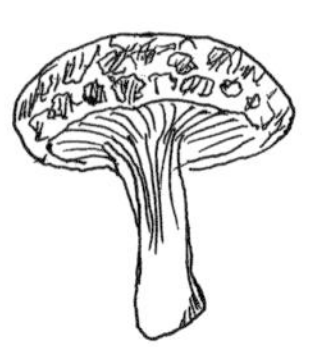

紫芋頭 ♥♣

〔成分〕花色素苷

・具有抗氧化、抗癌及預防尿路感染作用。此外，還有助於消除眼睛疲勞，快速有效地改善視力。

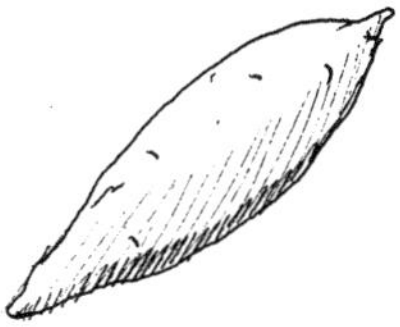

青椒 ♠♣■

〔成分〕木犀草素

・有助於活化抗氧化物質、促進碳水化合物代謝、調整免疫系統，以及治療第二型糖尿病。

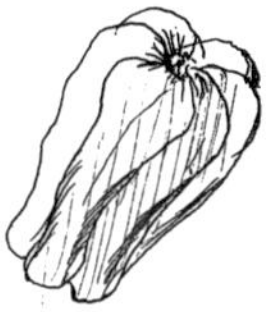

溫州蜜柑 ♥♣

〔成分〕β-隱黃質

・β-隱黃質具有強力抗氧化作用，可抑制肺癌、食道癌、膀胱癌、肝癌。一般認為也有助於預防生活習慣病。

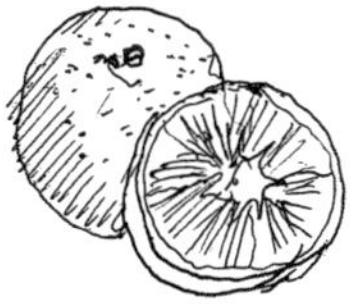

高麗菜芽 ♥♠♣■

〔成分〕山柰酚

・屬於黃酮類化合物的一種，是天然黃酮醇之一。具有抗氧化、抗發炎、抗微生物、抗癌、保護神經、抗糖尿病、抗不安、抗過敏活性作用。

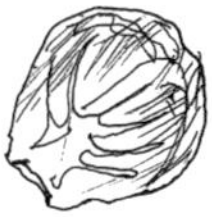

柚子、酢橘 ♠■

〔成分〕橙皮苷

・多酚的一種。富含於外皮內側的白色纖維，具有抗過敏及抗病毒作用。

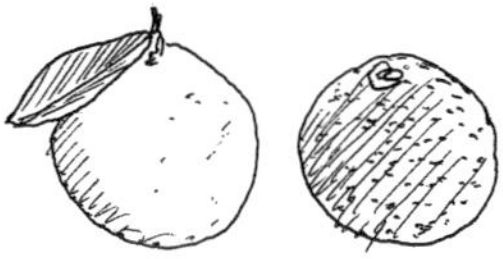

青紫蘇 ♠■

〔成分〕迷迭香酸

・具有抑制發炎反應的效果，有效緩和異位性過敏疾病與花粉症等過敏症狀。

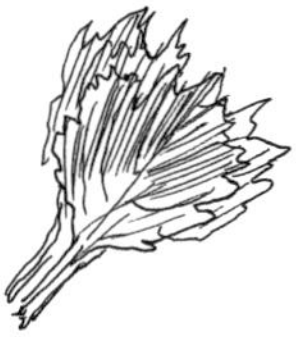

青花菜芽 ♥♠♦■

〔成分〕萊菔硫烷

・苦味成分，具有抗過敏作用，可抑制過敏原因IgE抗體的產生。

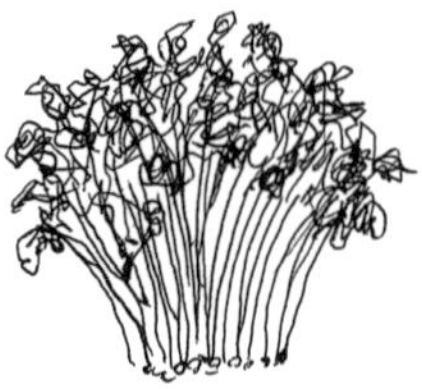

八朔、葡萄柚 ♠♣■

〔成分〕柚皮苷

・苦味成分具有抗過敏作用。柚皮苷有助於吸收維他命C，還可預防血壓上升，亦具有抗氧化作用。

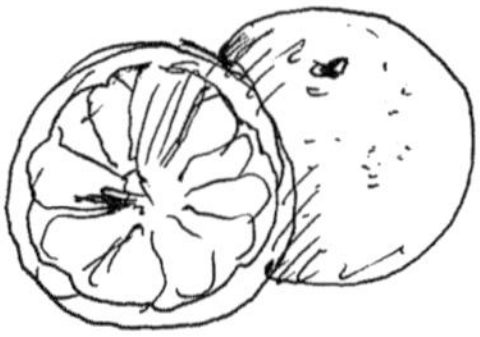

蓮藕 ♠

〔成分〕鞣質

・多酚化合物之一。具有殺菌作用，可抑制抗生素不容易殺死的流感病毒、霍亂弧菌之繁殖。

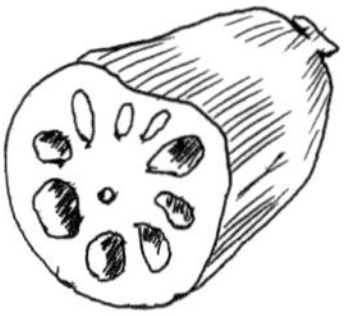

台灣香檬 ♠■

〔成分〕川陳皮素

・具有抗過敏及抗發炎作用，可抑制皮膚發炎、紓緩類風濕性關節炎的發作症狀。此外，也有研究報告顯示其具有抑制軟骨分解的效果。

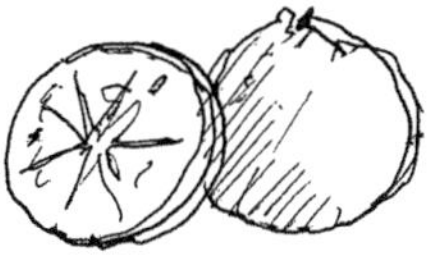

白蘿蔔 ♠♣

〔成分〕異硫氰酸烯丙酯

・芥末與山葵的辣味成分。具有卓越抗菌性、抗氧化作用，能預防食物中毒，並可抑制乙烯氣體之發生，預防蔬果老化。

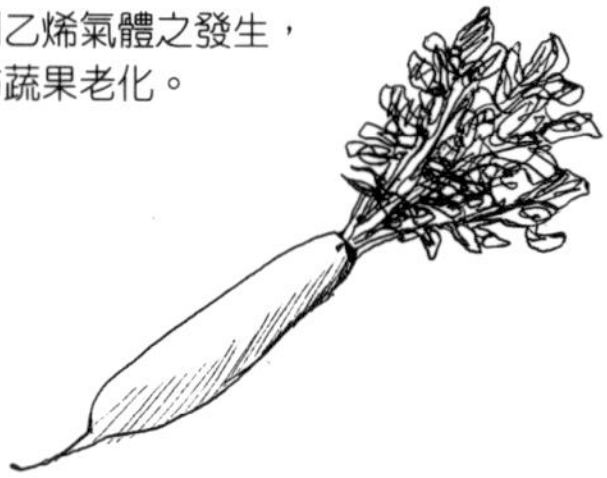

蘋果 ♥♠♣■

〔成分〕原花青素

・具有抗氧化、抗發炎、抗過敏作用。亦具有抗腫瘤活性、抑制動脈硬化活性、抑制罹癌作用、育毛活性和美白效果等。

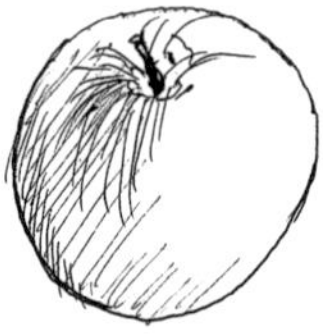

檸檬 ♥♣●

〔成分〕聖草次甙

・具有強力抗氧化作用，可預防壞膽固醇氧化，避免動脈硬化。有效預防癌症與生活習慣病，抑制腸道吸收脂肪。

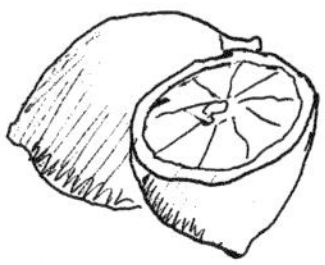

國王菜 ♥♠

〔成分〕β-胡蘿蔔素

・β-胡蘿蔔素可在體內轉化為維他命A，幫助皮膚與黏膜等免疫屏障保持正常狀態，提高免疫力。

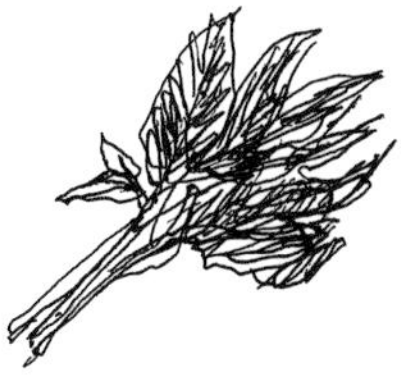

茄子 ♣●

〔成分〕綠原酸

・除了抗氧化作用之外，還有助於減少膽固醇。此外，普遍認為可抑制血糖值上升，具有預防糖尿病的效果。

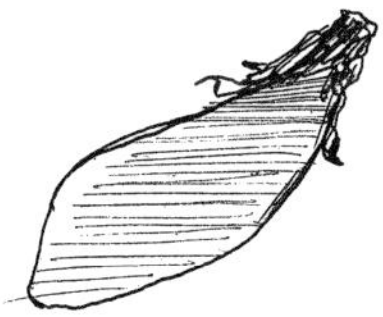

蘆筍 ♠♣♦●

〔成分〕穀胱甘肽

・具有解毒及抗氧化、抗老化效果，還能有效預防輻射障礙。

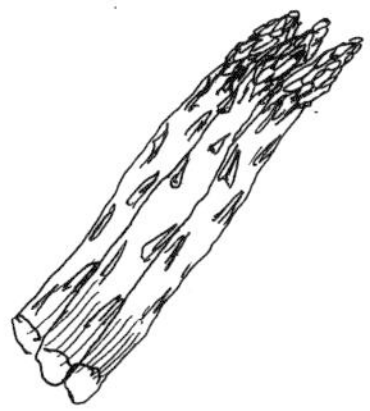

辣椒 ●

〔成分〕辣椒素

・可刺激中樞神經，促進腎上腺素等荷爾蒙分泌。此外，亦可提升熱量代謝，促進體脂肪分解。

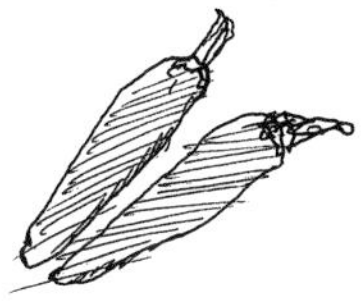

馬鈴薯 ♣●

〔成分〕綠原酸

・除了抗氧化作用之外，還有助於減少膽固醇。此外，普遍認為可抑制血糖值上升，具有預防糖尿病的效果。

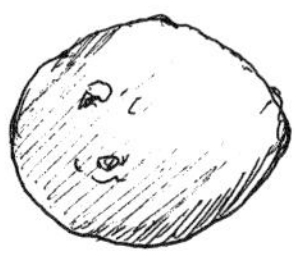

植化素分類 & 食材一覽表

多酚

大類	類別	化合物	食材
黃酮類化合物	花色素苷		葡萄皮、紅酒、藍莓、櫻桃
黃酮類化合物	原花青素		葡萄籽、松樹皮精華、蔓越莓
黃酮類化合物	大豆異黃酮		大豆
黃酮類化合物	類黃酮	芹菜苷	西芹
黃酮類化合物	類黃酮	木犀草素	青椒、西芹、德國洋甘菊
黃酮類化合物	類黃酮	川陳皮素	台灣香檬
黃酮類化合物	黃酮醇	蘆丁	蕎麥
黃酮類化合物	黃酮醇	槲皮素	洋蔥、蕎麥
黃酮類化合物	黃酮醇	山柰酚	茶、青花菜
黃酮類化合物	黃酮醇	楊梅黃酮	葡萄、莓類
黃酮類化合物	黃酮醇	黃櫨素	草莓
黃酮類化合物	黃烷-3-醇	兒茶素、表兒茶素、沒食子兒茶酚	綠茶
黃酮類化合物	黃烷-3-醇	茶黃素、茶紅素	紅茶
黃酮類化合物	黃烷酮	橙皮苷	溫州蜜柑
黃酮類化合物	黃烷酮	柚皮苷	葡萄柚、八朔
非黃酮類化合物	咖啡酸衍生物	綠原酸	咖啡
非黃酮類化合物	咖啡酸衍生物	阿魏酸	咖啡、米糠
非黃酮類化合物	迷迭香酸		紫蘇、迷迭香
非黃酮類化合物	木酚素類	芝麻素、芝麻林素、無醣基之芝麻木酚素	芝麻
非黃酮類化合物	芪類化合物	白藜蘆醇	葡萄皮、紅酒、花生
非黃酮類化合物	薑醇、薑烯酚		薑
非黃酮類化合物	薑黃素		薑黃

分類		植化素	食材
含硫化合物	異硫氰酸酯	萊菔硫烷	青花菜
		異硫氰酸烯丙酯	黃芥末、辣根、山葵
		異硫氰酸烯丙酯	山葵
		苄基異硫氰酸酯 苯乙基異硫氰酸酯	高麗菜
		二吲哚甲烷	大白菜
	半胱胺酸亞碸類	大蒜素	大蒜
		異蒜氨酸	洋蔥、長蔥
		甲基蒜胺酸	韭菜
類胡蘿蔔素		α-胡蘿蔔素	胡蘿蔔、海苔、紅辣椒、杏、南瓜
		β-胡蘿蔔素	胡蘿蔔、海苔、紅辣椒、海帶芽、韭菜、日本茼蒿、南瓜
		β-隱黃質	溫州蜜柑
		番茄紅素	番茄、西瓜
		蝦青素	鮭魚、鱒魚、鯛魚、鮭魚子、藻類
		辣椒紅素	紅辣椒
		葉黃素	菠菜、青花菜
		玉米黃素	玉米、油桃、木瓜、桃子、柿子
		褐藻素	海帶芽、昆布、海苔
糖類相關物質		β-葡聚糖	香菇、灰樹花、滑菇、杏鮑菇、黑木耳
		褐藻醣膠	昆布、海苔、羊栖菜、海帶芽、水雲（海蘊）
		果膠	蘋果
胺基酸相關物質		牛磺酸	花枝、章魚、其他海鮮
		穀胱甘肽	蘆筍、豬肝
香氣成分		丁香油酚	香蕉
		檸烯	柑橘類

結語

喝湯增強免疫力，連癌細胞都消失了！

對我來說，癌症患者家屬的煩惱，是我研發「常備抗癌蔬菜湯」的契機。他們最常問我的問題是：「要讓患者吃什麼才能提升免疫力，與癌症對抗？」每次遇到這個嚴肅的問題，我的答案永遠是「常備抗癌蔬菜湯」。

洋蔥、南瓜、胡蘿蔔、高麗菜——只要準備這四種蔬菜，所有人都能輕鬆做出這道簡單的蔬菜湯。湯品中蘊藏著有助於提高免疫力，預防各種疾病，有益身體的自然力量。那就是植化素。

「植化素」是蔬果中含有的天然機能性成分，不只能提升免疫力，還具有各種卓越的健康功效，包括抗氧化作用、解毒作用、預防癌症、預防動脈硬化、淨化血液，預防腦梗塞和心肌梗塞、減肥、抗老化作用等，讓身體遠離疾病，維持健康狀態。

現代人的生活型態充滿降低免疫力的主要因素，包括睡眠不足、擠客滿的捷運上班、職場壓力，不只如此，攝取的蔬菜量不足、吃太多、營養不均衡等，也是降低免疫力的重大原因。「常備抗癌蔬菜湯」可抵消上述降低免疫力的原因，增加並活化免疫細胞，可說是夢幻般的健康蔬菜湯。常備抗癌蔬菜湯的功效經醫學實證，因此我所說的「夢幻般」並非虛幻的美麗辭藻。

「常備抗癌蔬菜湯」的基本材料中，胡蘿蔔與南瓜富含β－胡蘿蔔素，有助於活化NK細胞、T細胞與巨噬細胞，增強免疫系統的攻擊力。此外，β－胡蘿蔔素可在體內轉化成維他命A，強化黏膜的免疫屏障，預防細菌和病毒入侵。高麗菜與南瓜富含維他命C，可促進干擾素的分泌，發揮超強的殺病毒能力，增強對抗癌症與傳染病的免疫力。

「常備抗癌蔬菜湯」也具有抗過敏和抗發炎作用，可抑制過度的免疫反應。洋蔥內含的槲皮素可抑制IgE抗體的生成，減緩過敏反應；避免可控制細胞激素、前列腺素等身體反應的生理活性物質之產生，發揮抗發炎功效。

此外，胡蘿蔔與南瓜含有的β－胡蘿蔔素以及南瓜的α－生育醇（維他命E）共同發揮作用，抑制引發過敏的IgE抗體生成，預防過敏。

不僅如此，高麗菜、南瓜與胡蘿蔔的食物纖維是腸內細菌的食物，可活化腸道免疫，防禦傳染病，同時可活化調整免疫機能的調節T細胞，壓抑過度的免疫反應。

我每天早上都會做「提升免疫力伸展操」。「今天做的事明天也能做，不過，今天沒做的事，明天很可能做不到，因此今天也要做相同的事。」我抱持這樣的想法，每天早上做伸展操，持續了十年以上。

早上做完這一套伸展操，就能達成一天最低限度的運動量。由於這個緣故，晚上可以好好休息。

●喝湯讓內心平靜，消除壓力

人體構造十分精巧細緻。不只對物理性刺激產生反應，對於精神性刺激或個人內心的轉動也會產生反應。壓力就是最典型的例子，當人感到壓力就會降低免疫力；若未感到壓力，免疫系統就能健全運作。一個人的「心態」擁有極大影響力。

「常備抗癌蔬菜湯」最大的優點是飲用後感覺很舒服。無論多忙，只要喝一碗湯，立刻消除疲勞，心情恢復平靜，打從心底消除所有壓力。「常備抗癌蔬菜湯」富含維他命A、維他命C、維他命E、食物纖維與植化素，讓我們延年益壽，保持健康與活力。

「常備抗癌蔬菜湯」溫和的味道代表「天、地、人」，亦即是由「自然」、「大地的風土條件（整體環境）」與「創造的人」共同孕育出來的。請選擇優質蔬菜燉煮「常備抗癌蔬菜湯」，如果可以，最好使用無農藥的有機蔬菜。每天飲用就能重新調整身體，充滿活力。

湯品能直接作用在身體內，富含植化素的蔬菜湯可提升免疫力，讓現代人遠離因飲食習慣引起的疾病，守護健康。衷心希望各位每天喝「常備抗癌蔬菜湯」，度過神采奕奕、舒適愉快的每一天。

高橋弘

參考資料

《癌症名醫研發！戰勝癌症的「常備抗癌蔬菜湯」》ascom
《吃自己喜歡的食物還能健康瘦下來！抵消減肥法》日本實業出版社
《哈佛大學式的常備抗癌蔬菜湯》寶島社
《哈佛大學式的常備抗癌蔬菜湯提升免疫力！擊退癌症！》MAKINO 出版
《蔬果的力量！植物化學成分打造美麗健康食譜》寶島社
《哈佛大學式的蔬菜湯》寶島社
《吃自己喜歡的食物還能健康瘦下來！抵消飲食論》日本實業出版社
《名醫傳授「不老」食物！保持年輕的最強食材組合》impress Quick Books
《高橋醫師善用「植物化學成分」治癒疾病的保命食譜》主婦與生活社
《哈佛大學式的「蔬菜湯」讓你瘦身！變年輕！治癒疾病！》MAKINO 出版
《治癒疾病！常備抗癌蔬菜湯》寶島社
《癌症不上身！植物化學成分湯健康法》EARTH STAR Entertainment
《調整免疫食譜「WAKETOKUYAMA」花板推薦有益健康的料理》
《癌症不上身的三種飲食習慣 植物化學成分打造健康身體！》ＳＢ新書

● 診 所 介 紹

醫 療 法 人 社 團
Veritas Medical Partners

麻布醫院

東京都肝臟專科醫療機關
Bilingual Clinic（English, Japanese）

東京都港區麻布十番 1-11-1
Esty Maison 麻布十番 3 樓

電話（自動語音應答）
03-4530-0277

詢問・自由診療預約
03-5545-8177

URL https://www.azabu-iin.com

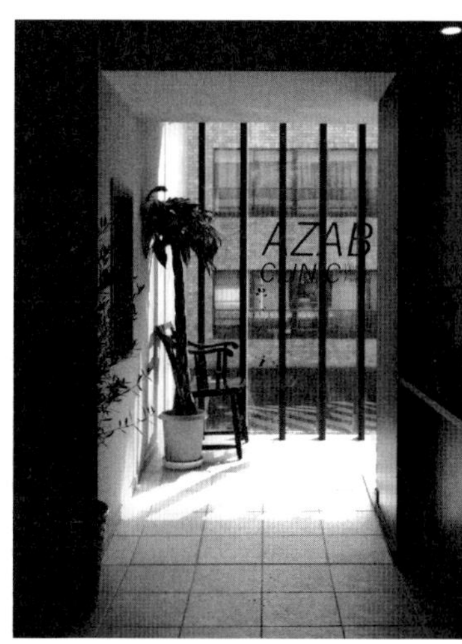

健康力

哈佛醫師的常備抗癌湯：每天2碗蔬菜湯，啟動身體自癒力，連癌細胞都消失了！

2019年12月初版 定價：新臺幣300元
2024年2月初版第九刷

著者	高橋弘
譯者	游韻馨
叢書主編	陳永芬
校對	陳佩伶
	姜又寧
美術設計	張天薪
內文排版	唯翔工作室

出版者	聯經出版事業股份有限公司
地址	新北市汐止區大同路一段369號1樓
叢書主編電話	(02)86925588轉5306
台北聯經書房	台北市新生南路三段94號
電話	(02)23620308
台中辦事處	(04)22312023
台中電子信箱	e-mail：linking2@ms42.hinet.net
郵政劃撥帳戶第	0100559-3號
郵撥電話	(02)23620308
印刷者	文聯彩色製版印刷有限公司
總經銷	聯合發行股份有限公司
發行所	新北市新店區寶橋路235巷6弄6號2樓
電話	(02)29178022

副總編輯	陳逸華
總編輯	涂豐恩
總經理	陳芝宇
社長	羅國俊
發行人	林載爵

行政院新聞局出版事業登記證局版臺業字第0130號

本書如有缺頁，破損，倒裝請寄回台北聯經書房更換。 ISBN 978-957-08-5425-1 (平裝)
聯經網址： www.linkingbooks.com.tw
電子信箱：linking@udngroup.com

由於每個人身體狀況不同，若欲飲用書中湯品，請先諮詢醫師，避免造成不適。

國家圖書館出版品預行編目資料

哈佛醫師的常備抗癌湯：每天2碗蔬菜湯，啓動身體自癒力，連癌細胞都消失了！/高橋弘著．游韻馨譯．初版．新北市．聯經．2019年．12月．144面．14.8×21公分（健康力）
ISBN 978-957-08-5425-1（平裝）
[2024年2月初版第九刷]

1.食療 2.湯 3.蔬菜食譜

418.914 108019272